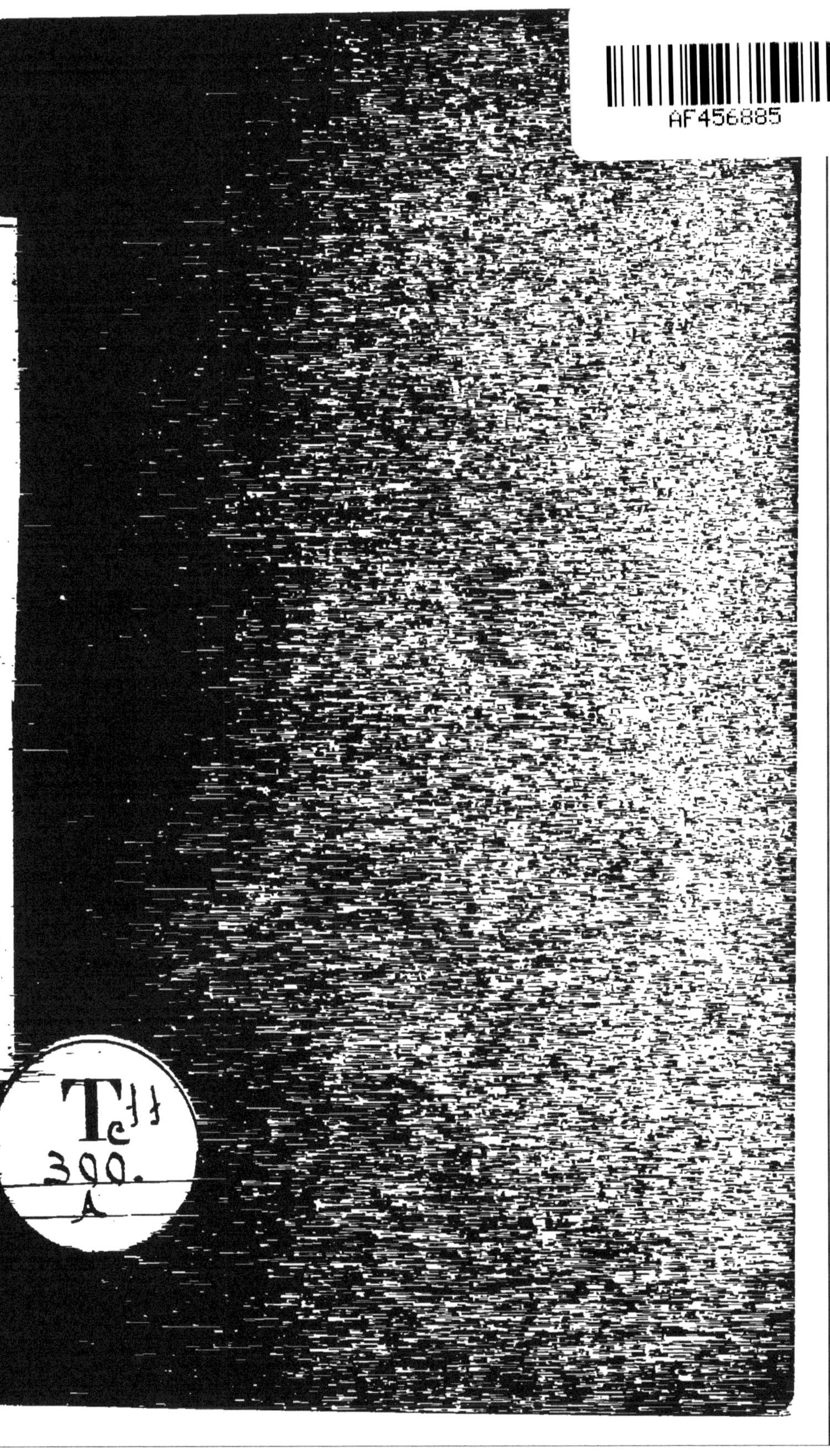

TRAITÉ D'HYGIÈNE

PAR

YSABEAU

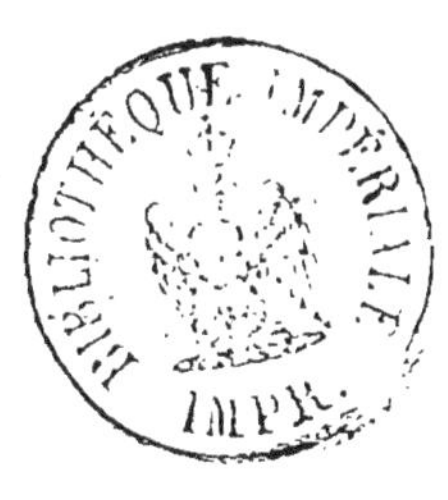

PARIS

N.-J. PHILIPPART, EDITEUR
4 — Rue Honoré-Chevalier — 4

ET DANS LES DÉPARTEMENTS
Chez tous les Libraires.

1863

TABLE DES MATIÈRES.

IMPRIMERIE L. TOINON ET Cᵉ, A SAINT-GERMAIN.

TRAITÉ

D'HYGIÈNE.

La conservation de la santé réclame des soins assidus et judicieux, depuis l'instant de la naissance jusqu'aux dernières limites que peut atteindre la longévité humaine. La connaissance des règles qui doivent présider à tous ces soins, à tous les âges et dans toutes les situations de la vie, constitue l'hygiène, branche de la médecine que chacun peut et doit pratiquer à l'égard de lui-même et de sa famille, sans l'intervention du médecin, sauf à y recourir, en cas d'invasion d'une maladie réelle, qui n'aurait pu être prévenue.

Hygiène de l'enfance. — Le passage subit de la vie intérieure à la vie extérieure donne à l'enfant nouveau-né un premier besoin, le plus impérieux de tous, le besoin d'avoir chaud et de respirer un air chaud. Il y a lieu de combattre un préjugé fatal, répandu parmi un trop grand nombre de mères et de nourrices, et qui consiste à croire que, pourvu qu'un enfant soit bien couvert, le froid extérieur n'a plus d'action sur lui. Mais, quel que soit le vêtement d'un enfant, fût-il enseveli dans la ouate, cela ne saurait empêcher l'introduction de l'air glacé dans les poumons de l'enfant nouveau-né, quand cet organe est hors d'état de le supporter. En Suède, en Norwége et dans le nord de la Russie, il est très vrai qu'on ne prend pas de précautions pour préserver des effets du froid les très jeunes enfants, et que, cependant, ces pays sont habités par une race d'hommes remarquablement vigoureuse. Mais la statistique constate que sur cinq enfants nés et élevés dans ces conditions il en meurt quatre ; un cinquième seulement est assez fortement constitué pour résister, et c'est à ce prix que l'ensemble de la population est robuste. En France, et dans les pays de l'Europe dont le climat est tempéré, on élève juste moitié moins d'enfants nés en hiver que d'enfants nés en été, dans les mêmes conditions.

Il faut donc avant tout tenir chaudement les enfants nouveau-nés, et l'on doit entendre par chaudement, non-seulement de les bien couvrir, mais encore de leur faire respirer un air tiède, jusqu'à ce que leurs poumons soient en état de supporter l'introduction de l'air froid ; cette nécessité est encore plus urgente quand les enfants naissent délicats ou avant terme.

Nous croyons devoir spécialement insister sur les dangers auxquels on expose un enfant nouveau-né, lorsque, par un temps de neige ou de forte gelée, au cœur de l'hiver, on le porte à l'église pour le faire baptiser. C'est ce qu'on ne doit jamais faire, sans avoir pris l'avis du médecin, pour savoir si l'enfant est en état de supporter l'air extérieur. Quand la faiblesse de constitution de l'enfant inspire des craintes pour sa vie, on doit se hâter de le faire ondoyer *à la maison,* sans perdre un instant; on peut alors attendre pour la cérémonie du baptême à l'église que la température extérieure soit adoucie, et que l'enfant puisse être exposé à l'air, sans mettre sa vie en danger. Le transport en voiture n'éloigne qu'une partie du péril ; si bien enveloppé que soit le nouveau-né, en descendant de voiture, et pendant sa station près des fonts baptismaux, il peut toujours contracter un refroidissement dont les suites peuvent être fatales. On fait observer que, même pendant les plus rudes hivers, il y a toujours, sous le climat moyen de France, des intervalles de temps radouci, et qu'au point de vue religieux il n'y a aucun inconvénient à ce qu'un enfant ondoyé, rendu chrétien par conséquent, ne soit porté à l'église que quinze jours ou un mois après sa naissance.

Allaitement. — La mère est forcée de renoncer au bonheur de nourrir elle-même son enfant, quand elle n'est pas douée d'une bonne constitution, ou bien quand les nécessités de sa position l'obligent à mener à la ville une existence sédentaire, dans un logement où l'air et la lumière manquent. Le choix d'une nourrice est très important pour la conservation de l'enfant. Une bonne nourrice doit être d'un tempérament robuste, plutôt sanguin que bilieux ou lymphatique ; elle ne doit avoir ni moins de vingt ans ni plus de trente. Il est toujours indispensable de faire examiner la nourrice par le médecin ; car elle peut être atteinte de maladies qui ne s'annoncent par aucun symptôme extérieur et qu'elle peut néanmoins communiquer à son nourrisson. Quand il n'est pas possible aux parents de faire nourrir l'enfant à la maison, en prenant, selon l'expression reçue, une nourrice *sur lieu*, les parents doivent s'assurer que le logement de la nourrice est sain et suffisamment aéré.

Lorsque l'enfant ne peut recevoir ni le lait de sa mère, ni celui d'une nourrice, le meilleur lait qu'il puisse prendre est celui d'une chèvre, qu'on habitue très facilement à se laisser téter. Si cette condition ne peut être remplie, et qu'on ne puisse éviter d'élever l'enfant au biberon, il ne faut lui donner que de très bon lait, légèrement sucré, amené à une température douce, en plongeant le vase qui le contient dans de l'eau modérément chauffée.

La durée de l'allaitement ne peut être précisée ; plus l'enfant est avancé dans son développement, spécialement dans sa dentition, plus il peut être sevré jeune. On fait, le plus souvent sans le savoir, un tort irréparable aux enfants délicats, en leur donnant des aliments solides, même très légers, avant qu'ils aient accompli le travail de leur première dentition.

Pour que les jeunes mères qui habitent les villes soient bien convaincues de la nécessité de donner à leurs enfants une bonne nourrice, si elles veulent les conserver, on leur rappelle ici un fait consigné dans les annales médicales de la fin du siècle dernier, et dont la portée dispense de tout commentaire. A cette époque, Jean-Jacques Rousseau, par d'éloquentes amplifications sur les devoirs qu'impose la maternité, avait fait sur les belles dames de la haute société française une impression telle, que toutes voulaient allaiter leurs enfants. Qu'en résulta-t-il? Que, comme elles ne renonçaient pas, pour se consacrer à l'allaitement, aux bals, aux spectacles et aux plaisirs du grand monde, le peu de lait que pouvaient avoir ces dames, étant de la plus mauvaise qualité, elles n'élevaient *pas un seul enfant.* Si les maris ne s'étaient empressés, en présence d'un pareil résultat, d'en revenir pour leurs enfants au lait des bonnes grosses nourrices de la campagne, toutes les familles des rangs supérieurs de la société se seraient éteintes en quelques années.

Quand des nécessités de position obligent les parents à envoyer leurs enfants en nourrice, loin de leur propre domicile, on doit leur conseiller d'entrer en rapports directs avec le maire ou le curé de la paroisse habitée par la nourrice, afin d'avoir de temps à autre des nouvelles de leurs enfants, sur lesquelles ils puissent compter. Bien des nourrices, procurées par les bureaux de Paris, ne se font aucun scrupule de recevoir des mois de nourrice pour des enfants qui n'existent plus.

ALIMENTATION DE L'ENFANCE. — Une fois qu'il est sevré, l'enfant peut être accoutumé peu à peu à recevoir toute sorte d'aliments, particulièrement ceux qui sont la base habituelle de la nourriture de sa famille, selon sa condition. A mesure qu'il grandit, il faut le préserver des indigestions, en réglant ses repas, satisfaire ses besoins sans jamais les dépasser, et lui interdire sévèrement ceux des aliments qui favorisent la multiplication des vers intestinaux, tels que les gâteaux de pâtisserie commune, et toute espèce de fruits imparfaitement mûrs.

Bien des gens peu éclairés se font un jeu de griser de temps en temps les enfants, pour s'amuser de leur babillage dans l'ivresse. Ils leur font ainsi un genre de tort dont la plupart ne se doutent pas, parce qu'on ne s'en aperçoit pas immédiatement; toute boisson spiritueuse, prise par un enfant, surtout s'il est âgé de moins de sept ans, a pour premier effet d'empêcher le développement de ses os, et, par conséquent, d'arrêter sa croissance. Ce mal est d'autant plus grave, qu'une fois qu'il est fait, il est sans remède, de sorte qu'un enfant qui pouvait devenir un homme de taille ordinaire, ou de grande taille, reste ridiculement petit, parce qu'on lui a fait boire de bonne heure des liqueurs fortes, quand même il serait ultérieurement soigné et nourri selon toutes les règles de l'hygiène.

Il ne faut pas condescendre à tous les caprices des enfants, et leur donner ainsi le défaut d'être toute leur vie difficiles sur le choix de leurs aliments; mais il ne faut pas non plus, par abus d'autorité et par une dureté irréfléchie, les obliger à manger ce qui leur soulève le cœur. Beaucoup d'enfants, bien portants du reste, éprouvent d'invincibles répugnances pour certains mets; il faut avoir égard à ces répugnances, qui sont des indications de la nature. Si, par exemple, un enfant est d'un tempérament bilieux, la nature l'avertit que tout aliment trop gras lui est contraire; en lui inspirant une aversion insurmontable pour ce genre d'aliments; la vue seule d'un morceau de graisse chaude lui cause des nausées. Si vous le forcez à en manger, et qu'il dompte sa répugnance par obéissance, il arrivera de deux choses l'une: ou bien il vomira les aliments gras, et votre but sera manqué ; ou bien il s'y accoutumera, et il contractera inévitablement une affection chronique du foie.

Dents de sept ans. — A l'époque de toutes les crises de dentition, mais surtout à celle des dents dites *de sept ans*, quoiqu'elles apparaissent, chez beaucoup d'enfants, avant ou après leur septième année, ce qui importe le plus pour éviter les convulsions qui mettent leur existence en danger, c'est de veiller à ce qu'ils ne soient jamais resserrés. S'il y a constipation, l'enfant n'étant pas d'ailleurs dans un état assez grave pour nécessiter l'intervention du médecin, il faut lui faire prendre immédiatement quelques tasses de décoction d'orge, avec un peu de miel.

Il est nécessaire que les parents soient prévenus que jusqu'à l'époque du développement complet, mais spécialement avant la formation des dents de sept ans, l'enfant auquel on laisse soulever et porter des fardeaux trop lourds pour son âge, comme lorsqu'il s'amuse à porter d'autres enfants plus jeunes que lui, est exposé à contracter des maladies du cœur, dont on ne guérit pas.

Exercice. — Il est toujours utile de faire prendre beaucoup d'exercice aux enfants ; mais il leur est excessivement nuisible de permettre qu'ils excèdent leurs forces par des courses trop longues ou par des jeux trop prolongés. Il est facile, en observant les enfants avec attention, de reconnaître le degré de fatigue où finit le bienfait des exercices du corps et où le danger commence.

Hygiène de l'adolescence. — Les principes en sont les mêmes que ceux de l'hygiène de l'enfance ; les applications varient sur quelques points importants. Les jeunes filles qui approchent de l'âge de leur développement complet ne doivent porter que des vêtements amples et qui n'exercent aucune pression, ni sur la poitrine, ni sur l'estomac. Beaucoup de maladies de poitrine, dont on s'aperçoit trop tard, et qui sont si souvent funestes aux jeunes filles, n'ont pas d'autre origine primitive que l'usage prématuré des corsets trop serrés.

Natation. — L'exercice de la natation en été, quand l'eau est à une bonne température, est plus salutaire pendant l'adolescence que l'usage des bains froids pris sans mouvement dans une baignoire. La natation, selon l'âge et la force individuelle, ne doit pas être prolongée au delà d'un quart d'heure en minimum, à une demi-heure en maximum. Partout où les circonstances locales le permettent, la natation pendant l'adolescence est au moins aussi salutaire pour les jeunes filles que pour les jeunes garçons.

Gymnastique. — Depuis le commencement de ce siècle, les exercices gymnastiques pour les adolescents des deux sexes sont devenus fort à la mode. Ils n'offrent que des avantages quand ils sont proportionnés aux forces individuelles, et que les adolescents sont soumis à une surveillance rigoureuse; car, de tous les exercices gymnastiques, ceux qui offrent le plus d'attrait aux adolescents sont précisément ceux qui les exposent le plus à contracter des hernies ou à se casser quelque membre. Pour les familles à qui leur position ne permet pas d'envoyer les jeunes gens à un gymnase offrant toutes les garanties désirables de sécurité, les meilleurs exercices gymnastiques sont, d'une part l'escrime, de l'autre l'exercice du fusil, en employant, bien entendu, des armes en rapport avec l'âge et la force des adolescents. Quant à la danse, elle peut être également salutaire comme exercice, pourvu qu'on n'en abuse pas; mais pour les bals, dans des salons où l'on risque de respirer tout autre chose que de l'air, ils peuvent être funestes à l'adolescence, et l'on doit les lui interdire d'une manière absolue. On croit utile de rapporter ici l'opinion d'un médecin célèbre, qui dit à ce sujet : « Quand j'assiste à un bal du grand monde, je crois voir la danse macabre, exécutée par des squelettes endimanchés. »

Séjour a la campagne. — Les médecins envoient souvent à la campagne des adolescents d'une santé délicate, pour lesquels l'air de l'intérieur des villes ne semble pas assez vif. Le changement d'air peut en effet leur être fort utile, mais à la condition que ceux qui en prennent soin éviteront de les laisser s'exposer à l'action du serein, c'est-à-dire l'humidité atmosphérique condensée par le refroidissement qui suit le coucher du soleil ; mais il est à remarquer que jamais la rosée du matin ne produit les mauvais effets du serein. La cause principale en est que la rosée du matin agit sur les organes respiratoires reposés par le sommeil, tandis que le serein surprend ces mêmes organes après la fatigue de la journée. L'adolescent envoyé à la campagne pour rétablir sa santé ne doit donc jamais sortir le soir après le coucher du soleil.

Danger de la musique et du tabac. — Vers la fin de l'adolescence, l'organe le plus délicat, le plus exposé à contracter des maladies mortelles, c'est le poumon. Beaucoup d'adolescents, d'ailleurs bien constitués, soumis sous tous les autres rapports à un système hygiénique parfaitement rationnel, deviennent poitrinaires par l'abus de deux choses dont les familles ne se méfient point assez : la musique et le tabac. Le chant trop prolongé et la plupart des instruments à vent, spécialement le cor, le cornet à piston, la clarinette et la flûte, fatiguent cruellement les organes respiratoires à l'époque de la vie où ils ont le plus grand besoin d'être ménagés. Il ne s'agit pas d'une interdiction complète ; il faut seulement se livrer à ces études musicales avec modération, en prenant à cet égard l'avis d'un médecin expérimenté.

Le tabac, dont il est à peu près impossible d'empêcher les jeunes gens d'user et même d'abuser plus ou moins, doit être absolument interdit aux adolescents. Le tabac est, à tout âge, une substance nuisible à la santé comme au plein exercice des facultés intellectuelles; mais ses effets nuisibles sont bien plus prononcés pendant l'adolescence qu'après le développement complet des individus.

SOMMEIL. — La dose de sommeil nécessaire pour réparer les forces épuisées par les fatigues de chaque jour varie selon l'âge et les tempéraments. Le besoin de sommeil est plus impérieux pour l'adolescence que pour l'âge mûr et pour la vieillesse; un proverbe vrai, bien qu'avec un peu d'exagération, dit à ce sujet : « *Jeunesse qui veille, vieillesse qui dort, signe de mort.* » Les préceptes de l'école de médecine de Salerne assignent sept heures comme durée normale du sommeil pour l'âge adulte; c'est trop peu pour l'adolescent, qui doit avoir en moyenne huit heures de sommeil, et dix heures après un jour de fatigue extraordinaire.

Hygiène de l'âge adulte. — L'homme parvenu au complet développement de ses organes et à la plénitude de sa force physique, doit être, comme on l'a dit, son propre médecin. Il y a pour lui une étude à faire sur ce que réclame son tempérament, spécialement quant au régime alimentaire ; il doit, d'après ses observations, régler sa manière de vivre et s'écarter le moins possible du régime qu'il s'est imposé à lui-même. Du commencement de l'âge adulte au début de la vieillesse, l'homme est dans sa période de grande activité; le soin qu'il prend alors de conserver sa santé est l'accomplissement d'un devoir envers les autres comme envers lui-même ; car, jusqu'à ce que, par de longs travaux, selon sa condition sociale, il ait mérité de se reposer, chaque fois que, faute de s'observer, il se rend malade et incapable d'aucun service utile, il fait un tort réel à sa famille et à la société. S'il apprécie à leur juste valeur l'étendue de ses obligations, l'homme devenu à son tour chef de famille étudiera le tempérament de ses enfants avec autant de soin que le sien même; il veillera à ce que les prescriptions de l'hygiène leur soient appliquées avec une constante sollicitude. Si, par sa position sociale, il exerce une influence assez étendue sur un grand nombre de ses semblables, si, par exemple, il est chef d'une grande industrie occupant de nombreux ouvriers, il usera de toute l'autorité qu'il pourra avoir sur eux pour les mettre à même de connaître et de s'appliquer à eux-mêmes les lois de l'hygiène, seule garantie efficace du maintien de leur santé.

Effets salutaires de la sobriété. — Être sobre, ce n'est pas se contenter de telle ou telle dose d'aliments et de boisson; c'est bien connaître les besoins de son estomac, les satisfaire et ne jamais les dépasser. Ainsi, l'homme faible et délicat, voué à une profession qui lui fait prendre peu d'exercice, s'il se donne des indigestions, même sans manger avec excès, s'il s'enivre avec une demi-bouteille de vin, manque de sobriété; l'homme de grande taille, livré à des travaux qui lui imposent une grande dépense de forces, est sobre tout en consommant une ration de vin et d'aliments double de celle qui grise l'homme délicat, et porte le trouble dans les fonctions de son appareil digestif. Le sens du mot sobriété est donc purement relatif; il doit exclure également l'idée d'excès et celle de privations. Dans le cours ordinaire de la vie, il est quelquefois difficile de résister aux occasions de s'écarter de temps à autre de son régime habituel; on doit avertir les gens prédisposés par leur tempérament à contracter un peu trop d'embonpoint que chaque écart de régime peut être pour eux suivi d'une attaque d'apoplexie qui met leurs jours en danger.

PROPRIÉTÉS DES DIVERS ALIMENTS. — Il dépend rarement de l'homme de choisir ses aliments ; le proverbe qui dit : A la guerre comme à la guerre, est vrai, surtout de cette guerre sans fin que chacun de nous doit soutenir toute sa vie contre les difficultés de l'existence ; les voyages, le service des armées de terre et de mer, les exigences des diverses positions sociales, soumettent forcément la plupart des hommes à un régime alimentaire peu en rapport avec les besoins réels de leur organisation : c'est à chacun à s'en tirer le moins mal possible. On donne à cet effet les indications suivantes à ceux qui ont, jusqu'à un certain point, la facilité de choisir leurs aliments.

Le lait est le plus complet des aliments ; c'est-à-dire qu'en ne prenant rien que du lait on peut vivre et se bien porter pendant un temps indéterminé. Les œufs, la viande, le gibier, la volaille, consommés seuls, amèneraient en peu de temps le dégoût et de graves dérangements de santé ; associés aux végétaux, légumes et fruits mûrs, les aliments de nature animale contribuent puissamment à donner à l'homme des forces, de l'énergie et de l'activité. Ceux qui vivent exclusivement de végétaux ne sont pas sujets à plus de maladies que les autres, mais ils leur sont inférieurs en vigueur physique et morale.

Les aliments le plus usités doivent être envisagés sous le double point de vue de leurs propriétés nutritives et de leurs propriétés digestives, c'est-à-dire du plus ou moins de facilité avec laquelle ils peuvent être digérés. En les rangeant dans l'ordre de leurs propriétés nutritives, on trouve en première ligne le lait, puis les œufs, la viande de boucherie, le gibier, la volaille ; puis, en seconde ligne, le poisson de mer et le poisson d'eau douce ; en troisième, le pain et les légumes secs; en quatrième seulement, les légumes frais et les fruits.

Dans l'ordre de leurs propriétés digestives, les mêmes aliments se trouvent classés un peu différemment : lait, œufs, fruits mûrs, légumes frais, poisson, viande de boucherie, volaille, gibier, pain, légumes secs. Ce dernier aliment est le moins facile de tous à digérer, bien qu'il vienne, quant à ses propriétés nutritives, immédiatement après le pain. Les légumes secs ne conviennent qu'aux estomacs robustes, surtout aux gens qui prennent habituellement beaucoup d'exercice et auxquels leur profession impose de rudes fatigues à supporter.

L'alimentation, même la meilleure et la mieux appropriée au tempérament de chacun, n'est réellement conforme aux lois de l'hygiène que quand elle est suffisamment variée. L'estomac se lasse vite de recevoir constamment tous les jours les mêmes doses des mêmes aliments. C'est pourquoi dans l'armée, en temps de paix, la mortalité parmi les simples soldats dont la nourriture est bonne, mais toujours la même, dépasse *d'un cinquième* celle des sous-officiers qui peuvent plus ou moins varier leurs aliments.

Boissons. — Les nations européennes ont pour se désaltérer, outre l'eau, breuvage commun à tous les habitants du globe, le vin, la bière et le cidre, auxquels, dans plusieurs pays du nord, on ajoute l'usage fréquent du thé et du café. L'eau n'est bonne à boire que quand elle est limpide, exempte de mauvais goût et de mauvaise odeur, et que le savon s'y dissout sans se coaguler. Les boissons fermentées, vin, bière et cidre, prises pendant les repas et mêlées aux aliments dans l'estomac, facilitent la digestion. Toutes les fois que les circonstances le permettent, on doit, sous le rapport hygiénique, préférer ces boissons à l'eau même la meilleure ; mais leur supériorité n'existe que quand les boissons fermentées sont de bonne qualité.

Ceux qui ne peuvent se procurer que de la bière aigre, du cidre éventé, ou du vin frelaté, n'ont rien de mieux à faire que de boire de l'eau.

Le cidre proprement dit, ou cidre de pommes, et le cidre de poire, ou poiré, pris en grande quantité hors des heures des repas, ont, outre l'inconvénient de produire l'ivresse au même degré que le vin, celui de donner lieu fréquemment à l'hydropisie et à des troubles nerveux d'une nature très grave.

Partout où il est difficile de se procurer pour boisson de l'eau suffisamment pure ou des liquides fermentés de bonne qualité, le thé et le café léger doivent être préférés à l'eau. C'est, pour le dire en passant, la raison principale pour laquelle on prend si souvent du thé et du café en Hollande, pays où l'eau potable est ce qu'il y a de plus rare.

Les propriétés excitantes de l'infusion du thé sont tout particulièrement utiles à ceux qui voyagent dans les pays très froids. L'amiral Wrangel, chargé par le gouvernement russe de dresser la carte des côtes de la mer Glaciale, entre le pôle nord et le cercle polaire, aurait succombé à l'excès du froid, lui et tous ses compagnons, sans le thé qui les réchauffait et ranimait leur système nerveux, en dépit d'une température qui faisait geler le mercure dans les thermomètres.

Il est très nécessaire de se tenir en garde contre l'insalubrité des eaux employées soit à la préparation des aliments, soit comme boisson habituelle. Lorsqu'il y a lieu de douter de la bonne qualité des eaux, au point de vue de la salubrité, rien de plus facile que d'en faire évaporer deux litres, sur un feu doux, dans un vase de faïence ou de terre vernissée. S'il ne reste pas de résidu au fond du vase après l'entière évaporation du liquide, les eaux sont saines et peuvent être employées en toute sécurité; s'il en reste en quantité appréciable, surtout si c'est une poudre blanchâtre, en grande partie formée de sulfate de chaux, les eaux ne valent rien. On doit rejeter, sans aucun examen préalable, les eaux des rivières qui traversent les grandes villes et qui reçoivent les ruisseaux infects provenant des égouts; si, faute d'autres, on ne peut éviter de s'en servir, il ne faut les employer qu'après qu'elles ont été filtrées.

HABITATION. — Le choix du logement ne dépend pas, le plus souvent, de la volonté de celui qui doit l'habiter; quand on peut choisir, il faut se loger, dans les pays du nord, aux expositions du sud et du sud-ouest, et dans ceux du midi, aux expositions de l'est et du nord. Dans les grandes villes, sauf à monter un étage de plus, on doit préférer les rues larges et bien aérées; les logements au rez-de-chaussée, dans les rues étroites, rarement visitées par un rayon de soleil, sont ce qu'il y a de plus contraire aux lois de l'hygiène.

Si les murs d'un appartement qu'on est obligé d'occuper sont imprégnés de cette humidité malsaine dont la présence est révélée par l'état de dégradation des papiers de tenture, on peut faire, jusqu'à un certain point, disparaître cette cause d'insalubrité, en posant sur le mur humide un enduit hydrofuge, par-dessus lequel on replace un papier de tenture qui se conserve alors en très bon état. Voici la meilleure recette d'enduit hydrofuge, peu coûteux et d'un emploi facile : Faites fondre sur un feu doux, dans un litre d'huile de lin, 300 grammes de cire jaune; incorporez peu à peu au mélange 1 kilog. de blanc de céruse; laissez bien bouillir le tout pendant cinq à six minutes. Cet enduit doit être appliqué tandis qu'il est encore chaud; on en étend une seconde couche quand la première est parfaitement sèche.

VÊTEMENTS, LINGE, CHAUSSURE. — Il est inutile d'insister sur l'opportunité des vêtements frais et légers en été, épais et chauds en hiver, dont personne n'in'ignore les avantages hygiéniques. On recommande à ceux que leur profession oblige à sortir par tous les temps, et qui préfèrent à l'incommode parapluie les vêtements d'étoffes rendues imperméables par le caoutchouc et la gutta-percha, de porter par précaution ce genre de vêtements sur le bras, quand la pluie leur semble imminente, et de ne les endosser qu'au moment où la pluie en rend l'usage nécessaire. Les surtouts et les manteaux imperméables sont exempts d'inconvénients pour la santé lorsqu'on s'en sert avec la réserve qui vient d'être indiquée ; autrement, l'usage trop prolongé de ces vêtements provoque hors de propos la transpiration par un temps humide et froid, et peut donner lieu à des refroidissements subits très-dangereux.

Nous recommandons tout spécialement à ceux qui ne peuvent consacrer au costume qu'une somme assez restreinte, de se contenter de vêtements simples mais commodes et peu dispendieux, afin de n'être pas obligés de se priver de linge en été, et de bonnes chaussures en hiver. Le linge blanc souvent renouvelé, et les chaussures solides, capables de préserver les pieds du contact de l'humidité froide, sont indispensables au maintien de la santé.

DÉPLACEMENTS. — Grâce à la facilité des communications par les chemins de fer et la navigation à vapeur, les gens de toutes conditions se déplacent bien plus aisément qu'autrefois ; il arrive aussi bien plus souvent que dans les siècles précédents aux habitants d'un pays d'aller se fixer dans un autre, soit par goût, soit pour la nécessité de leurs affaires. Les déplacements du midi au nord ont, sous le rapport de l'hygiène, peu d'inconvénients; on doit, autant que possible, choisir l'été pour passer d'un pays chaud dans un plus froid où l'on doit fixer sa résidence; par exemple, un Français qui arrive en été en Suède ou en Russie pour s'y établir, a tout le temps, avant l'arrivée des froids rigoureux, de s'acclimater graduellement et de prendre toutes ses mesures pour passer l'hiver le moins mal possible; il évite ainsi la transition brusque du chaud au froid, toujours dangereuse même pour les gens bien constitués.

Les déplacements du nord au midi exposent les émigrants à des périls plus sérieux sous le rapport de l'hygiène. Le Français qui quitte l'Europe pour aller se fixer dans les régions intertropicales, ou seulement dans le nord de l'Afrique, doit s'arranger de manière à y arriver dans la saison la moins chaude de l'année, et tâcher de se loger, autant que possible, dans une situation élevée, loin des marais, des eaux stagnantes et des causes d'insalubrité difficilement supportées meme par les gens du pays, inévitablement fatales aux Européens.

Les habitants de chacune des régions de notre planète sont exposés à contracter un certain nombre de maladies particulières à chaque genre de climat. Ce sont les régions les plus rapprochées du pôle nord qui offrent à la race humaine le plus de chances de santé et de longévité; mais, dans ces régions glaciales, la vie est si peu agréable, la nature offre un aspect si rude et si sauvage, que l'existence, supportable seulement pour ceux qui y sont accoutumés depuis leur enfance dans de pareilles conditions, peut à peine être considérée comme un bienfait. Les maladies des pays les plus froids que l'homme puisse habiter ont en général un caractère inflammatoire; elles sont moins graves et moins fréquentes que celles des climats tempérés et des climats chauds. Toutes les maladies dont l'humanité peut être affectée sévissent dans les climats tempérés avec plus ou moins d'intensité selon les conditions salubres ou insalubres de chaque localité. Près de la limite nord de la zone tempérée, les maladies ont, comme dans le nord, un caractère purement inflammatoire. Sous les climats méridionaux, ce sont surtout les maladies du système nerveux, contre lesquelles il importe de se tenir en garde. Les climats à la fois très chauds et très humides, sont les plus meurtriers pour les habitants des pays des climats tempérés. L'armée anglaise dans les Indes en offre les exemples les plus saisissants : en 1819, la statistique médicale a constaté qu'un corps d'armée de seize mille Européens avait au même moment quatorze mille quatre cents malades, et seulement mille six cents hommes capables d'un service actif; plusieurs régiments n'avaient que des malades; un bataillon des moins maltraités pouvait mettre en ligne quatorze hommes et un officier : tout le reste était à l'hôpital. Les chances de mortalité sont les mêmes, à peu de chose près, pour les Européens, dans les colonies hollandaises de Java, de Sumatra, et des autres îles de la Sonde.

On sait que le changement de climat est très souvent prescrit par les médecins aux malades atteints d'affections chroniques de la poitrine. Ceux du nord et du centre de la France sont envoyés dans le Midi, et, malheureusement, ils y trouvent rarement la guérison. En Espagne, c'est le contraire; les poitrinaires sont envoyés en Hollande, et le climat humide de ce pays maritime les guérit assez souvent. Si les phthisiques du Nord ont raison de chercher du soulagement en émigrant vers le Midi, et en se dirigeant vers les bords de la Méditerranée, ceux qui, dans les pays méridionaux, sont atteints de la même affection, peuvent espérer plus d'amélioration à leur état en cherchant, non pas les climats tout à fait septentrionaux, mais ceux des contrées maritimes sous un climat tempéré.

Hygiène particulière de quelques professions. — La plupart des hommes, dans les sociétés modernes, prennent la profession qui leur semble offrir le plus d'avantages, ou bien celle que les circonstances leur imposent, sans avoir égard aux exigences de leur tempérament ; c'est ainsi qu'on voit des hommes robustes et de grande taille perdre la santé dans l'exercice des métiers de cordonnier ou de tailleur, alors que, s'ils s'étaient faits charpentiers ou forgerons, ils n'auraient jamais connu la maladie. Le premier précepte de l'hygiène, au début de l'âge adulte, c'est donc celui de se choisir, à moins d'impossibilité absolue, un état en rapport avec sa constitution, et de se consacrer à un travail qui s'accorde avec la somme de ses forces individuelles.

Quant aux positions forcées, comme celles de marin ou de soldat, quand la loi en fait un devoir, il dépend toujours de chacun de se maintenir dans les conditions hygiéniques les meilleures, en ne négligeant rien de ce qui peut concourir à ce résultat, dans la limite du possible.

HYGIÈNE DU MARIN. — Le marin a sur mer deux ennemis capitaux, l'eau-de-vie et le tabac ; il serait superflu de les lui interdire complétement ; on peut seulement l'engager à ne pas trop en abuser. Quand il en use avec une certaine modération, le marin n'est pas exposé à plus d'infirmités que d'autres, et, à part les naufrages, il a tout autant de chances de longévité que pourrait lui en offrir l'exercice de toute autre profession. On sait qu'après trois ans de navigation non interrompue le célèbre capitaine Cook revint en Angleterre, ayant fait deux fois le tour du monde, et n'ayant perdu qu'*un seul homme* de son équipage. Ce n'est donc pas la profession de marin qui abrége les jours des gens de mer et qui leur fait contracter des infirmités précoces ; c'est l'abus des liqueurs fortes qui les rend de bonne heure sujets à la goutte. L'usage immodéré du tabac ne leur est pas moins funeste ; il engourdit et paralyse les facultés physiques et morales, sans autre avantage que celui de procurer au marin l'oubli passager des réalités de la vie, en le plongeant dans une rêverie vague, et de tromper l'ennui des longues heures d'inaction qui, dans la vie du marin, alternent avec les heures d'énergique activité.

HYGIÈNE DU SOLDAT. — Dans l'armée de terre, ceux qui sont appelés par la loi sous les drapeaux ne peuvent choisir le corps qui leur convient le mieux ; ceux qui s'engagent volontairement, s'ils ont la taille requise, doivent, au point de vue de l'hygiène, préférer la cavalerie ou l'artillerie. A part les hasards du champ de bataille, les chances de mortalité en temps de paix dans ces deux armes sont juste de moitié moindres que dans l'infanterie. Dans les casernes, l'ennemi du fantassin c'est l'inaction qui le jette dans toute espèce de désordres, et lui fait passer trop souvent des mois entiers à l'hôpital ; le cavalier et l'artilleur ont toujours quelque chose à faire, cela seul rend compte de la différence de mortalité constatée entre eux et le fantassin. Pour celui-ci, le grand moyen hygiénique de conserver sa santé, c'est le travail ; tous ceux qui sont atteints par le tirage au sort avaient, au moment du tirage, un état s'ils appartiennent à la population des villes, l'habitude des travaux des champs s'ils sont d'une commune rurale. Rien ne peut leur être plus salutaire, tant pour conserver leur santé que pour améliorer leur position, que d'employer les heures de liberté que leur laisse le service, moyennant une permission que les chefs ne refusent jamais, à travailler soit à la terre, soit à une profession manuelle. Si l'argent qu'ils gagnent de cette manière est en partie dépensé pour varier de temps en temps leur nourriture, en se préservant de tout excès, ils sont dans les meilleures conditions hygiéniques pour se bien porter pendant le temps que la loi les oblige à passer sous les drapeaux.

HYGIÈNE DES POPULATIONS RURALES.— L'avantage que possèdent les populations rurales d'avoir la terre pour atelier et de travailler à l'air libre est pour beaucoup dans la santé robuste dont jouit la plus grande par des cultivateurs. Les causes d'insalubrité qui peuven agir sur le cultivateur tiennent principalement au défaut de soin et de propreté. Les chambres qu'il habite, presque toujours au rez-de-chaussée, ne seraient pas plus insalubres que d'autres, si l'on prenait la précaution très simple d'en élever le sol de 30 à 40 centimètres au-dessus du sol environnant, de procurer par une rigole un écoulement prompt aux eaux de pluie et aux eaux ménagères, et, enfin, de disposer les tas de fumier de manière à empêcher leurs émanations de corrompre l'air des chambres habitées.

L'un des dangers qui pèsent incessamment sur la santé du cultivateur, c'est la vigueur même de cette santé, sur laquelle il se fie au point de se persuader, tant qu'il n'est pas malade, qu'il ne peut pas le devenir ; de là, des imprudences sans nombre, dont il finit presque toujours par être sévèrement puni. L'une des plus fréquentes, c'est celle de prendre une ou deux heures de sommeil, pendant les rudes travaux de la fenaison ou de la moisson, en s'étendant sur la terre humide où il ne peut manquer de contracter la fièvre ou des prédispositions aux affections rhumatismales, qui le mettront hors de service avant la vieillesse. Il est difficile, on le sait, de forcer à la prudence ceux qui se refusent à en comprendre la nécessité ; mais les gens plus éclairés qu'eux, par cela seul qu'ils les emploient, peuvent et doivent tenir la main à ce que les ouvriers, occupés aux travaux des champs, ne compromettent pas leur santé par bravade ou par incurie.

On prend rarement assez de précautions pour éviter les affections rhumatismales qui, pour cette raison plus que pour toute autre, sont si fréquentes dans tous les pays au climat froid, humide et inconstant, même chez les habitants des campagnes qui, par la vigueur de leur constitution, sembleraient devoir y être moins exposés que les autres classes de la population. Les annales de la médecine militaire sont remplies des faits les plus concluants quant à la possibilité de se préserver des rhumatismes, moyennant quelques précautions faciles à prendre, et trop souvent négligées. En 1808, pendant la guerre d'Espagne sous Napoléon Ier, un bataillon eut à traverser, *en tenue d'été,* une chaîne de montagnes fort élevées ; il reçut pendant le trajet une longue bourrasque de neige poussée par un vent violent. Environ vingt-quatre heures après, plus de la moitié des soldats de ce bataillon était rhumatismée des pieds à la tête, tous du même côté, sur les parties du corps contre lesquelles le vent avait fouetté la neige. Un autre bataillon, qui avait accompli le même trajet, le même jour, *en tenue d'hiver*, les hommes étant vêtus de pantalons de drap et de bonnes capotes, n'avait pas un seul homme atteint de rhumatisme. Les habitants des campagnes commettent donc la plus grave des imprudences, quand, sous prétexte qu'ils sont peu sensibles aux impressions du froid, ils s'y exposent sans être garantis par des vêtements chauds et épais, qu'il leur est toujours possible de se procurer.

Une autre cause trop fréquente de maladie chez les cultivateurs, c'est le peu de soin qu'ils prennent d'améliorer, autant que cela est en leur pouvoir, leur régime alimentaire L'effet de cette négligence est surtout sensible dans les départements de l'Ouest où le pain est un objet de luxe, dont on mange quelquefois, et où la farine de sarrasin, préparée en galettes ou en bouillie, est la base de l'alimentation habituelle des populations rurales.

La farine de sarrasin n'est pas par elle-même plus indigeste que toute autre ; mais, comme en raison de sa composition chimique elle ne se prête pas à la panification, la digestion des galettes et de la bouillie s'opère plus lentement que celle du pain, parce que ces aliments ne sont pas fermentés. La lenteur de l'acte de la digestion suffirait seule à prédisposer à des maladies chroniques de l'appareil digestif ; mais la farine de sarrasin agit aussi sur ces organes d'une façon défavorable, en raison d'une autre cause à laquelle, si ce n'était l'empire de la coutume, il ne serait pas difficile de remédier. L'écorce d'un gris brun qui enveloppe la graine du sarrasin, et qui lui a fait donner le nom de *blé noir*, renferme un principe vireux très actif ; cette écorce, prise séparément, agirait comme un véritable poison. Aussi les Tartares et les Polonais, qui ont introduit en Europe l'usage du sarrasin, ont-ils soin de le convertir en gruau, et de n'y laisser subsister aucune parcelle de son écorce, dont les propriétés nuisibles leur sont bien connues. Dans l'ouest de la France, la farine de sarrasin est livrée à la consommation après avoir été grossièrement blutée ; elle retient une partie de l'écorce du grain ; de là l'espèce d'engourdissement, la lenteur habituelle des allures des gens exclusivement nourris de cette farine imparfaitement blutée. Si l'on adoptait l'usage polonais de convertir le sarrasin en gruau, ou si seulement on apportait plus de soin au blutage de la farine de blé noir, les inconvénients de cet aliment disparaîtraient en grande partie.

Hygiène des organes des sens. — Les organes de la vue, de l'ouïe, de l'odorat et du goût réclament des soins hygiéniques particuliers ; les plus importants sont, sans contredit, ceux qu'exige la conservation de la vue, le plus nécessaire et en même temps le plus délicat de nos sens.

Hygiène de l'œil. — Tous les yeux n'ont pas la même portée et la même vigueur ; la vue est arrivée au point où elle doit rester toute la vie chez l'individu bien portant parvenu à l'âge adulte ; c'est à lui de s'en rendre compte, et de savoir s'il a la vue forte ou faible, courte ou longue, afin de régler en conséquence les soins nécessaires à ses yeux. On a, selon l'expression vulgaire, une bonne vue, lorsqu'on distingue clairement de petits objets à une assez grande distance; la vue est courte, quand on ne voit bien que les objets assez rapprochés; elle est longue, lorsqu'on les voit nettement de très-loin; elle est faible, quand on ne peut regarder longtemps les mêmes objets sans éprouver une grande fatigue des yeux, qui finissent par ne plus rien voir que confusément.

La vue courte ou longue dépend quelquefois de la conformation particulière du globe de l'œil; dans ce cas, il faut recourir aux lunettes graduées selon l'intensité du défaut. La myopie ou vue courte, de même que le presbytisme ou vue longue, dépend toujours plus ou moins d'une sorte de paresse de l'organe, paresse contre laquelle la volonté n'est pas sans action. Le myope doit, s'il veut diminuer sa myopie, s'exercer plusieurs fois par jour à regarder fixement pendant un certain temps de petits objets placés d'abord tout près de l'œil, puis successivement un peu plus loin, jusqu'à la distance à laquelle il cessera de les distinguer. Bientôt, il s'apercevra qu'il peut très-sensiblement augmenter cette distance, et sa vue, sans devenir longue, cessera d'être trop courte. Le presbytisme ou vue longue, incapable de bien voir les objets trop rapprochés, se corrige en appliquant la même méthode en sens inverse. Les objets sont considérés d'abord à la distance où l'œil presbyte les voit très-distinctement; le presbyte s'exerce ensuite à les regarder de plus en plus près, en les rapprochant jusqu'au point où il ne les voit plus du tout. Il acquiert ainsi la faculté de voir de beaucoup plus près, et n'est plus obligé, par exemple, de tenir à un mètre de ses yeux une lettre pour pouvoir en prendre lecture.

Plusieurs remèdes familiers du domaine de l'hygiène peuvent contribuer très-sensiblement à diminuer la faiblesse de la vue. Le plus facile à employer consiste en une forte infusion de fleurs de bluet et de mélilot qu'il faut préparer le soir et poser pour la nuit sur l'appui d'une fenêtre, afin qu'elle soit aussi froide que possible au moment où l'on s'en lave les yeux le matin en s'éveillant. Ces lotions doivent être renouvelées trois fois par jour ; dans le cas où l'on n'en obtiendrait pas tout l'effet espéré, l'emploi de cette infusion est inoffensif. On recommande au même titre et pour le même usage le baume de Fioraventi. Ce baume spiritueux, dont le parfum se rapproche de celui de l'eau de Cologne, fortifie singulièrement la vue, en stimulant l'activité du nerf optique. On se sert de ce baume en en versant quelques gouttes dans la paume de la main, qu'on rapproche de l'œil ouvert; la vapeur du baume promptement desséché par la chaleur de la main exerce immédiatement sur la vue son action fortifiante.

Lorsque, par accident, un corps étranger s'est introduit dans l'œil, au lieu de recourir à divers procédés d'extraction de ce corps, procédés qui ont tous l'inconvénient de prédisposer le globe de l'œil aux inflammations, il faut mettre immédiatement en usage le moyen suivant, d'une extrême simplicité, et dont l'emploi ne saurait donner lieu à aucune suite fâcheuse. Sans chercher à faire sortir le corps, toujours très peu volumineux, qui s'est logé entre la paupière et le globe de l'œil, il faut, en bravant un peu de douleur passagère, tenir avec les deux mains la paupière abaissée pendant environ une demi-minute. Les larmes accumulées dans cet intervalle, sous la paupière, s'écoulent toutes à la fois au moment où la paupière se lève, et entraînent infailliblement le corps étranger.

Il y a des professions dont l'exercice use la vue très rapidement; c'est ainsi que dans les fabriques d'aiguilles les jeunes garçons employés pour percer les aiguilles fines, perdent la vue en trois ans, si l'on commet la faute de les laisser travailler pendant un temps aussi long à la même besogne. S'ils n'y ont travaillé que pendant un an, leur vue, quoique déjà fatiguée, se rétablit tandis qu'ils sont livrés à des occupations d'un autre genre. Il en est de même des ouvriers qui, dans les fonderies et dans les verreries, sont obligés d'avoir constamment les yeux fixés sur des corps incandescents. S'ils persistent trop longtemps dans ce genre de travail, ils doivent finir par perdre la vue ; il n'y a pas de mesure hygiénique, pas de traitement médical qui puissent l'empêcher. Le seul remède dans ce cas comme dans le précédent, c'est de faire alterner les travaux qui fatiguent excessivement la vue, avec d'autres travaux qui la délassent.

Hygiène de l'ouïe. — Quoique le sens de l'ouïe ne soit pas à beaucoup près aussi important que celui de la vue, on ne doit négliger aucune des précautions du domaine de l'hygiène, pour prévenir la surdité et les maux d'oreille, qui, même lorsqu'ils sont exempts de dangers, sont toujours excessivement douloureux. Les soins d'une rigoureuse propreté dans l'intérieur de l'oreille, sont particulièrement nécessaires à ceux qui ont, selon l'expression vulgaire, l'ouïe dure, et qui peuvent appréhender, avec plus ou moins de raison, de devenir tout à fait sourds. Avant de se soumettre à un traitement dont le succès est plus ou moins incertain, on doit introduire dans l'oreille deux ou trois fois par jour quelques gouttes d'huile d'amandes douces, qu'on fait absorber au bout de quelques minutes, par un petit bouchon de coton cardé, enlevé et replacé aussi souvent qu'il est nécessaire. Si l'ouïe devient plus nette et plus sensible après l'emploi de ce moyen qui a pour effet de dissoudre la matière cérumineuse, desséchée et durcie dans le conduit auditif, il est inutile de recourir à d'autres procédés.

Les douleurs névralgiques, souvent atroces, auxquelles sont sujets bien des gens, en apparence bien portants, ont souvent l'oreille pour siége; il ne faut pas pour cela les considérer comme un mal local, de nature à céder à l'emploi de moyens hygiéniques ou de remèdes familiers. Les douleurs névralgiques de l'oreille ne sont jamais le symptôme d'un mal local;

elles annoncent un trouble sérieux dans les fonctions de tout le système nerveux ; ce trouble ne peut céder qu'à un traitement rationnel appliqué par un médecin ; il est en dehors du domaine de l'hygiène et de la médecine domestique.

Hygiène de l'odorat. — Le sens de l'odorat, bien que son importance semble tout à fait secondaire lorsqu'on la compare à celle de la vue et de l'ouïe, peut rendre une foule de services d'un ordre accessoire ; l'organe de ce sens doit donc, par des soins hygiéniques, principalement par une propreté minutieuse, être maintenue constamment en état de fonctionner. L'odorat, dans certaines professions, celle de parfumeur entre autres, est d'une indispensable utilité ; dans l'usage ordinaire de la vie, on en a besoin à tout moment, rien que pour reconnaître le bon état de diverses denrées alimentaires ; c'est encore par l'odorat qu'on est averti de la plupart des falsifications dont ces denrées peuvent être l'objet.

L'abus des parfums et celui du tabac à priser commencent par diminuer la sensibilité de l'odorat, et finissent par faire perdre complétement l'usage de ce sens. Les parfums sont, de nos jours, beaucoup moins usités qu'ils ne l'étaient autrefois ; cependant on en abuse encore assez souvent, surtout quand, pour masquer une odeur désagréable dans un lieu habité, on répand à profusion sur les mouchoirs des dames l'eau de Cologne, l'essence de roses, ou les essences ambrées ou musquées, toutes nuisibles à divers degrés aux personnes dont le système nerveux est très délicat. L'effet de ces parfums, au point de vue hygiénique, est d'ailleurs plus nuisible qu'utile ; car, s'il dissimule les odeurs à la fois désagréables et malsaines, il n'en détruit pas l'insalubrité ; le mélange d'un parfum avec une mauvaise odeur a même quelque chose de repoussant qui soulève le cœur et provoque des nausées.

Hygiène du gout. — Le sens du goût est celui de tous qui peut, au premier abord, sembler le moins nécessaire. Mais, si l'on considère par quels liens intimes ces organes du goût tiennent à ceux de la digestion, qu'on peut nommer le pivot de l'existence physique, on reconnaît que ces organes ont droit à tous les soins hygiéniques nécessaires pour leur conservation en bon état.

Le premier de ces soins est celui d'éviter les mets trop fortement assaisonnés et les liquides trop chauds. Ceux qui abusent des assaisonnements, spécialement du poivre et du vinaigre, perdent bientôt toute la délicatesse du sens du goût, qui s'émousse en même temps que l'estomac se fatigue. Le danger qui résulte de l'usage fréquent de liquides pris trop chauds est beaucoup plus sérieux. On sait que bien des gens, par goût, ne trouvent jamais assez chauds le bouillon et le café; la langue et le palais s'accoutument assez facilement à supporter le contact de ces liquides bouillants; mais c'est aux dépens de leur sensibilité, comme organes du goût. S'il arrive que, par une cause accidentelle, ceux qui aiment à absorber des liquides bouillants se trouvent complétement à jeûn au moment où ils prennent, par exemple, une tasse de bouillon, de chocolat ou de café excessivement chauds, le contact de ces liquides avec la paroi de l'estomac complétement vide peut occasionner la mort subite; les exemples n'en sont pas rares.

Quand le palais, la langue ou les parois intérieures de la bouche, siége de l'organe du goût, sont affectés d'inflammation locale avec enflure et rougeur douloureuse, ce mal local dépend toujours d'un état maladif de l'estomac, que le médecin est appelé à combattre. On soulage sensiblement le mal local de l'intérieur de la bouche, en promenant, sur les parties enflées, un gros pinceau, ou les barbes d'une plume trempées dans du miel rosat, indépendamment du traitement prescrit par le médecin.

Quand les gencives sont pâles et ramollies, par suite des maux de l'intérieur de la bouche, le meilleur moyen qu'on puisse employer pour les raffermir, c'est de les baigner matin et soir, avec une solution de cachou, préparé de la manière suivante. Faites dissoudre, dans un demi-verre d'eau bouillante, deux grammes de cachou, et laissez refroidir cette solution, afin de ne l'employer que le plus froide possible. S'il arrive que l'on avale une portion de cette solution, il n'en peut résulter aucun mal; on doit néanmoins la rejeter quand elle est restée une demi-minute environ en contact avec les gencives.

Hygiène de la femme.— Les indications générales de l'hygiène, telles qu'on vient de les résumer, sont applicables à la femme comme à l'homme; on doit seulement ajouter à ces préceptes ceux qui s'appliquent particulièrement à l'état de grossesse, à la maternité, et aux moyens hygiéniques de nature à prévenir les maladies spéciales à la nature des femmes.

La maternité est le but et l'emploi de toute l'existence de la femme, et l'on peut dire de celle qui vieillit sans avoir été mère qu'elle n'a été femme qu'à moitié. La femme bien constituée n'est presque jamais stérile. Celles chez lesquelles prédomine le tempérament nerveux, et qui sont d'ailleurs exemptes de maladies, éprouvent souvent le chagrin de ne pas avoir de famille, après plusieurs années de mariage avec un homme bien portant. Il ne leur faut, pour faire cesser la stérilité, qui peut trop souvent compromettre leur bonheur domestique, que du calme, du repos, un sommeil tranquille, provoqué au besoin par une ou deux tasses de forte infusion de laitue, prises froides, le soir en se couchant, et le soin d'éviter tout ce qui peut leur causer des émotions violentes. Quand ce moyen ne réussit pas, il faut que la femme très nerveuse, qui souhaite de devenir mère, prenne, après cinq à six jours de repos, c'est-à-dire une fois par semaine, plusieurs heures d'exercice à pied. La fatigue lui procurera un sommeil pesant, qui contribuera puissamment à mettre fin à sa stérilité. Si au contraire la stérilité prolongée chez une jeune femme bien constituée tient à un tempérament lymphatique, à une sensibilité nerveuse, très peu prononcée, une nourriture substantielle, légèrement excitante, soutenue par l'usage du vin vieux de Bourgogne et des eaux minérales gazeuses ou ferrugineuses, avec quelques pastilles de chocolat au lactate de fer, doivent combattre victorieusement la stérilité. Il faut seulement que la femme lymphatique soumise au régime hygiénique qu'on vient d'indiquer se tienne en garde contre l'accroissement d'appétit qui en est la conséquence naturelle; en cédant un peu trop à son appétit, elle contracterait bientôt une obésité gênante, et perdrait, en devenant très grasse, l'espérance de devenir mère.

Dès que cette espérance vient à se réaliser, surtout lorsqu'elle s'est longtemps et inutilement prolongée, la femme d'un bon tempérament qui, dans les villes, par exemple, a pu supporter, sans en trop souffrir, le séjour dans un logement au rez-de-chaussée d'une maison située dans une rue étroite, mal éclairée, et encore plus mal aérée — sa vigueur naturelle et un bon régime alimentaire ayant avec succès combattu ces causes d'insalubrité — doit, dès que la grossesse est déclarée, se hâter d'aller, jusqu'à la naissance de son enfant, habiter la campagne. Si, par suite des exigences de sa situation, cette condition ne peut être remplie, il faut, sous peine de compromettre en même temps sa santé et celle de son enfant, qui n'est pas né, qu'elle occupe une chambre bien aérée, à un étage supérieur d'une maison donnant sur une rue large, ou sur une place spacieuse; cette prescription de l'hygiène est de rigueur pour une femme enceinte; elle l'est surtout pour la femme dont la stérilité cesse après plusieurs années de mariage.

Il n'est pas de femme qui ne sache quel tort elle se fait à elle-même et à son enfant si pendant la grossesse elle continue à emprisonner sa taille dans un corset trop serré ; elle ne doit porter que des vêtements amples, et qui n'exercent sur elle aucune compression, et ce précepte de l'hygiène est si connu, que les femmes enceintes s'y conforment généralement. On croit nécessaire de recommander à celles qui ont des varices aux jambes de s'abstenir de les comprimer pendant la grossesse, sauf à recommencer à les serrer dans des bas lacés après l'accouchement. Beaucoup de femmes jeunes encore ont des varices, et ignorent qu'en les comprimant pendant la grossesse elles peuvent donner lieu à une violente hémorrhagie, suivie de fausse couche.

La nourriture, pendant la grossesse, ne doit pas être modifiée ; le régime auquel la femme est accoutumée est pour elle le meilleur, sauf à satisfaire, quand ils sont sans inconvénient, les caprices qui peuvent provenir de la diminution de l'appétit chez la femme enceinte. Il ne faut opposer aux nausées qui accompagnent souvent le début de la grossesse aucun médicament autre que quelques tasses d'infusion froide de fleurs de tilleul ou de feuilles d'oranger. Le vin de quinquina et les autres toniques, dont on fait souvent usage, sans l'avis du médecin, pour relever l'appétit, sont, dans ce cas, plus nuisibles qu'utiles, parce qu'ils donnent lieu à la constipation, toujours fâcheuse chez la femme enceinte lorsqu'elle se prolonge. En cas de constipation, on s'abstiendra de même de tout laxatif ou purgatif; on se contentera de prendre de temps en temps un demi-lavement avec de l'eau de son et une cuillerée d'huile, moyen inoffensif et qui ne manque jamais son effet.

Chez la femme bien constituée, les accouchements prématurés ou fausses couches proviennent, le plus souvent, de ce qu'il s'est écoulé trop peu d'intervalle entre deux grossesses. Quand plusieurs accidents du même genre, survenus à la suite les uns des autres, peuvent donner lieu d'en craindre le renouvellement, la femme, dès le début d'une nouvelle grossesse, doit s'imposer la loi de faire le moins de mouvement possible. Si sa position sociale le lui permet, elle passera la plus grande partie de la journée à demi couchée sur un canapé ou sur une chaise longue, mais sans garder le lit, ce qui l'échaufferait trop. Si elle n'est pas dans une situation qui lui permette l'inaction, elle ne travaillera qu'à des ouvrages de couture, qui n'exigent ni beaucoup de mouvements ni une grande dépense de forces.

Soins hygiéniques des femmes en couche. — On ne peut trop blâmer la confiance imprudente que fondent beaucoup de femmes robustes, des classes laborieuses de la société, sur la vigueur de leur constitution, ce qui les empêche de s'assurer, pour le moment de la naissance d'un enfant, le secours d'un accoucheur ou d'une sage-femme expérimentée; jamais les conditions dans lesquelles se sont accomplis les accouchements antérieurs ne sont une garantie réelle pour ceux qui doivent les suivre; nul ne peut prévoir d'avance comment les choses se passeront, et, quand le danger se manifeste, quand les commères qui entourent la femme dans les douleurs commencent à perdre la tête, il n'est plus temps d'aller chercher des secours, qui arrivent presque toujours trop tard.

La fièvre de lait, qui se manifeste dans les vingt-quatre heures qui suivent la naissance de l'enfant, est une crise sans gravité, qu'il faut laisser passer sans lui opposer aucun médicament; il suffit de faire observer à la mère une diète absolue tant que dure la fièvre. Lorsque la fièvre tombe, et que la mère ne doit pas nourrir son enfant, elle doit appliquer sur les seins des cataplasmes préparés avec de la mie de pain finement émiettée, cuite dans du lait doux, et mise entre deux linges. En renouvelant fréquemment ces cataplasmes, on provoque l'écoulement du lait, qui s'arrête naturellement au bout de quelques jours.

Quand les seins deviennent douloureux et durs, il faut se méfier des recettes dites de bonnes femmes, recettes qui, dans le cas où elles ne nuisent pas directement, ont toujours l'inconvénient d'empêcher de réclamer en temps utile l'intervention du médecin, qui doit être consulté sans retard.

On ne peut assigner une durée fixe au temps des couches, c'est-à-dire au nombre de jours pendant lequel, après l'accouchement, la femme doit garder le lit. A Paris, dans les familles des classes laborieuses, l'usage le plus généralement suivi accorde neuf jours; c'est le plus souvent trop peu. Nous ferons observer aux femmes pressées par l'urgence de leurs affaires de retourner à leurs occupations, que, quand elles commettent l'imprudence de se lever trop tôt, et qu'une maladie grave en est le résultat, cela n'avance en rien leurs affaires.

Quelques conseils spéciaux seront certainement utiles aux mères à qui leur tempérament et leur position permettent de nourrir elles-mêmes leurs enfants. Le précepte le plus essentiel de l'hygiène à leur égard, c'est de ne rien changer à leur régime habituel; elles doivent seulement résister à l'appétit souvent très vif que provoque l'allaitement. La femme qui mange un peu trop pendant qu'elle nourrit est exposée à prendre trop d'embonpoint; elle cesse bientôt d'avoir assez de lait pour continuer à nourrir.

Il peut arriver à la femme, même la plus sobre, de prendre au dessert un petit verre d'une liqueur de table qui ne peut nuire à sa santé. Quand une mère nourrit son enfant, elle doit être prévenue que, si elle prend un verre de liqueur, et qu'elle donne le sein aussitôt après, l'enfant est exposé à des convulsions qui peuvent lui donner la mort; elle doit donc s'interdire d'une manière absolue les liqueurs spiritueuses, tant que dure l'allaitement, ou bien, si elle en prend une fois par hasard, laisser passer, après en avoir pris, une heure au moins avant de recommencer à donner le sein. L'usage fréquent des liqueurs fortes chez les femmes adonnées au vice de l'ivrognerie, et qui n'ont pas les moyens de mettre leurs enfants en nourrice, les leur fait perdre presque tous : c'est leur punition.

Nous recommandons aux mères, tant que dure l'allaitement, d'apporter le soin le plus scrupuleux à veiller sur elles-mêmes pour se préserver, soit des accès d'emportement, soit des frayeurs puériles et sans objet, qui détériorent la qualité de leur lait et compromettent l'existence de leur enfant.

Précautions a prendre contre la péritonite. — L'inflammation aiguë du péritoine, quoiqu'elle puisse exister chez l'homme, est plus fréquente et plus dangereuse chez la femme, comme conséquence de la maternité; c'est ce que les médecins nomment péritonite puerpérale, et ce qu'on désigne vulgairement sous le nom de suite de couches. Un choc accidentel sans gravité apparente, pendant les derniers jours de la grossesse, peut donner lieu à la péritonite quelques jours après l'accouchement; il est tout à fait indispensable, si la femme près d'accoucher a fait une chute, quand même elle n'en aurait éprouvé aucun mal, que l'accoucheur en soit prévenu, afin qu'il puisse prendre ses mesures en temps utile; car ce qui fait que cette maladie fatale emporte tant de jeunes femmes, c'est la rapidité foudroyante de son invasion : en quelques heures, une indisposition légère en apparence prend les caractères d'une maladie mortelle.

On prévient ceux qui entourent et soignent une femme en couches, atteinte d'une péritonite, que, si l'on ne prend toutes les précautions possibles pour lui dissimuler la gravité de son état, et que la frayeur de la mort s'ajoute aux périls de sa situtation, elle perd la plus grande partie de ses chances de salut.

GROSSESSES TARDIVES. — Beaucoup de femmes, dans tous les rangs de la société, par des raisons de convenance ou de position, se marient très tard, ou se remarient après une longue période de veuvage, peu d'années avant l'époque fixée par la nature pour la crise de tempérament qu'on nomme vulgairement âge critique ou retour d'âge. Si elles deviennent mères l'année qui précède cette époque, elles peuvent, sans doute, avoir un accouchement heureux, et donner naissance à un enfant bien constitué; mais c'est le contraire qui a lieu et qui doit avoir lieu le plus souvent, sans que les précautions de l'hygiène ou les soins du médecin réussissent à l'empêcher. Nous appelons sur ce sujet les sérieuses réflexions des femmes qui peuvent avoir des raisons pour se marier à un âge trop rapproché de l'âge critique, et qui s'exposent à une grossesse tardive, sans en prévoir les conséquences probables.

RETOUR D'AGE. — Les soins ordinaires de propreté, un régime sobre, et l'observation des principes généraux de l'hygiène tels qu'on les a esquissés, suffisent à la femme bien constituée pour traverser sans danger et sans maladie réelle l'âge critique. C'est ce qui a lieu chez le plus grand nombre des femmes des classes laborieuses, qui, à cette époque de la vie, ne changent rien à leur manière de vivre habituelle, ne prennent aucune précaution particulière, n'interrompent pas le travail qui les fait vivre, et traversent leur retour d'âge presque sans s'en apercevoir. S'il n'en est pas de même parmi les femmes appartenant aux classes de la société plus favorisées de la fortune, c'est qu'elles se font un sujet de profond chagrin de cette inévitable transition, et que le chagrin, à cette période de l'existence, peut altérer leur santé au point de leur faire contracter des maladies mortelles.

Les indispositions dont la femme souffre toujours plus ou moins pendant la durée de son retour d'âge diminuent sensiblement son appétit, et rendent assez fréquemment les digestions difficiles; il faut dans ce cas exclure complétement de son régime alimentaire les viandes difficiles à digérer, spécialement le gibier et le cochon. Tant que dure le dérangement des fonctions digestives, la femme, pendant son retour d'âge, doit se nourrir principalement de riz, de vermicelle, de légumes frais et de viandes blanches, de préférence aux viandes brunes.

Hygiène de la vieillesse. — Les physiologistes ne sont pas d'accord sur le commencement, la durée et la fin des diverses phases de l'existence auxquelles on a donné le nom d'âges. Daubenton, dont la division est le plus généralement adoptée dans les traités de physiologie et de médecine, admet six âges, savoir : 1° *l'enfance,* de la naissance à la puberté; 2° *l'adolescence,* de l'époque de la puberté jusqu'à vingt ans; 3° *la jeunesse,* de vingt à trente ans; 4° *l'âge viril,* de trente à quarante-cinq ans; 5° *l'âge de retour,* de quarante-cinq à soixante-cinq ans; 6° *la vieillesse,* de soixante-cinq ans à la mort. Cette division n'est pas exacte pour le plus grand nombre des individus qui entrent réellement dans la vieillesse à l'âge de soixante ans, souvent même beaucoup plus tôt. D'autres se bornent à partager toute la durée de la vie humaine en deux sections seulement : la période de croissance et celle de décroissance; la première comprend l'enfance, l'adolescence et la jeunesse; la seconde est formée de l'âge viril, de l'âge de retour et de la vieillesse. En fait, à partir de l'âge adulte, chacun doit s'observer soi-même pour reconnaître le passage d'un âge à un autre, et régler son régime en conséquence.

On ne peut pas préciser exactement l'âge auquel commence la vieillesse. S'il fallait considérer comme le commencement de la vieillesse l'époque de la vie où les forces physiques, après avoir atteint leur plus haut degré, éprouvent les premiers symptômes de diminution, il faudrait, avec quelques physiologistes, adopter pour début de la vieillesse l'âge de quarante à quarante-cinq ans. Mais, en réalité, chez la plupart des individus, la vieillesse ne commence qu'entre cinquante et soixante ans; beaucoup de sexagénaires ne sont pas réellement entrés dans la vieillesse, et quiconque n'a pas abusé de la vie peut espérer ne pas être vieux avant soixante ans.

On distingue dans la vieillesse trois périodes dont la durée varie selon le tempérament individuel, la vieillesse proprement dite, la caducité et la décrépitude. Toutes ces phases de la dernière partie de l'existence peuvent être traversées sans infirmités graves par ceux qui, pendant la période active de la vie, comprise entre le commencement de l'âge adulte et celui de la vieillesse, ont su se conformer, selon leur position et leurs moyens, aux préceptes de l'hygiène.

Le vieillard doit toujours avoir présente à la pensée cette vérité, que la vieillesse, au point de vue physiologique, est une sorte d'obstruction générale, manifestée par le ralentissement de la respiration, de la circulation, et en général des fonctions de tous les appareils organiques, surtout des fonctions de l'estomac. Si le vieillard impose à son estomac des fatigues qu'il n'est pas en état de supporter, en le surchargeant d'aliments dont il n'a pas besoin, il s'expose à des infirmités précoces, faciles à éviter par la sobriété. Le désœuvrement forcé et le silence des passions qui ont fait leur temps prédisposent trop souvent les vieillards à la gourmandise. S'ils digèrent mal, le dérangement fréquent des fonctions de l'estomac abrége leurs jours et leur rend très pénibles leurs dernières années; s'ils digèrent encore passablement, ils prennent un embonpoint exagéré, source d'infirmités d'un autre genre. Une extrême sobriété est donc plus nécessaire dans la vieillesse qu'à toute autre époque de la vie; c'est le premier précepte hygiénique dont le vieillard ne peut s'écarter impunément.

En cas d'indispositions dont la vieillesse n'est jamais tout à fait exempte, il faut se tenir en garde contre deux écueils, le penchant à se droguer et l'aversion pour tout ce qui se nomme médicament. Le vieillard est souvent malade imaginaire par crainte de la mort et par un attachement exagéré à sa propre personne. Alors, au moindre malaise qu'il éprouve ou qu'il croit éprouver, il est disposé à prêter l'oreille à tous les donneurs de conseils, à faire sur lui-même l'expérience de tous les remèdes, même les plus absurdes, dont le premier venu lui aura vanté l'efficacité. Le vieillard qui cède ainsi, selon l'expression vulgaire, à la manie de se droguer, abrége sa vie en cherchant à la prolonger.

D'un autre côté, le vieillard qui a traversé l'existence sans maladie, ou bien qui n'a été que rarement malade, est disposé à n'attacher aucune importance aux indispositions qui n'auraient aucune suite si elles étaient soignées à temps, et qui, faute de soins, dégénèrent en maladies graves.

On ne peut trop recommander aux vieillards, non-seulement au point de vue moral, mais aussi, et plus essentiellement encore pour la conservation de leur santé, de ne pas laisser s'engourdir faute d'exercice leurs facultés intellectuelles. Le système nerveux est le principe même de la vie physique; aucune fonction ne s'accomplit que par son entremise; l'exercice des facultés de l'intelligence, en maintenant l'activité du cerveau, point de départ de tout le système nerveux, maintient en même temps celle de toute l'innervation, et contribue à prolonger au delà du terme ordinaire la vieillesse exempte d'infirmités.

Cette recommandation s'applique à toutes les conditions sociales, aux habitants des campagnes comme à ceux des villes. C'est ainsi, notamment, que la paralysie, en condamnant le vieillard à l'immobilité, peut laisser à son esprit toute son activité pour s'occuper de ses affaires, diriger sa famille par d'utiles conseils, auxquels une longue expérience donne plus d'autorité, et rendre encore de précieux services jusqu'à ses derniers jours. Quand le vieillard appartient aux classes les plus éclairées de la société, rien ne l'empêche de continuer à se livrer à la culture des lettres, s'il en a conservé le goût; c'est un précepte d'hygiène dont la pratique ne peut que lui être salutaire. L'exercice de la vie intellectuelle est en effet un de ceux dont on ne se lasse point; il peut à lui tout seul rendre pour le vieillard l'existence très supportable. C'est en même temps, on ne peut trop insister sur ce point, l'un des meilleurs moyens hygiéniques auxquels il lui soit possible de recourir pour prévenir une foule d'indispositions, notamment pour se préserver de l'excès d'obésité si fréquent chez les vieillards d'un tempérament replet. S'ils laissent leur intelligence inactive, s'ils se laissent d'avance mourir au moral, ils arrivent à un état de graisse phénoménal, qui hâte leur mort en rendant fort pénibles leurs dernières années.

Habitation. — Le choix d'un logement a beaucoup d'importance pour le vieillard; l'habitation à la campagne lui est beaucoup plus favorable que le séjour à la ville, soit en raison du calme qu'il est certain d'y rencontrer, soit en raison de la plus grande pureté de l'air. Il y a encore un autre motif péremptoire pour décider le vieillard, quand sa position le lui permet, à préférer le séjour de la campagne à celui de la ville. Le vieillard a besoin de beaucoup d'exercice pris, si l'on peut employer cette expression, à petite dose, afin que l'exercice ne dégénère jamais en fatigue. A la ville, la nécessité de s'habiller, l'éloignement d'une promenade publique, une foule d'autres causes, le détournent de sortir; à la campagne, ces motifs n'existent pas; un tour de promenade, ne fût-ce que dans son jardin, n'exige pas de préparatifs; et il n'y a pas lieu de craindre qu'il nuise à sa santé, en corrigeant ainsi des habitudes par trop sédentaires.

A la campagne comme à la ville, la chambre occupée par le vieillard, surtout s'il est fort avancé en âge, doit être bien aérée, à l'exposition du midi ou du levant, mieux au premier étage qu'au rez-de-chaussée. Ceux qui prennent soin d'un vieillard, avec une affectueuse sollicitude, doivent ne rien négliger pour rendre agréable et saine la chambre où il se tient habituellement; car, bien que l'exercice fréquent et modéré soit au rang de ses premiers besoins, le vieillard passe forcément dans sa chambre la plus grande partie de sa journée, et il peut être d'un moment à l'autre atteint d'infirmités qui le mettent pendant des mois entiers dans la nécessité de garder la chambre.

Vêtements. — Le costume du vieillard doit être toute l'année, même pendant la belle saison, plus chaud que celui des autres âges de la vie. En hiver, les vêtements du vieillard doivent être amples et chauds, sans être trop lourds; en été, ils doivent être faits d'étoffes épaisses sans être trop chaudes; il vaut mieux qu'un vieillard supporte un léger excès de chaleur que de l'exposer à souffrir du froid, surtout sous le climat inconstant du nord et du centre de la France. Ce n'est qu'avec la plus grande prudence qu'il doit quitter ses vêtements d'hiver pour en prendre de moins épais, et, s'il porte sur la peau un gilet de flanelle dite de santé, il ne doit le quitter en aucune saison.

Régime alimentaire. — La nourriture du vieillard doit être variée autant que le permettent les circonstances et sa condition sociale; mais son régime habituel ne doit comprendre que le genre d'aliments dont il a fait le plus fréquemment usage dans le cours de sa vie. Pour mieux préciser ce précepte d'hygiène, on fait remarquer que, s'il arrive à un homme des classes laborieuses, d'un âge avancé, de l'un des départements de la Franche-Comté, où la nourriture a pour base les gaudes, sorte de bouillie de farine de maïs, de venir habiter un de nos départements où ce genre d'aliment est inconnu, ce vieillard, quoique beaucoup mieux nourri qu'il ne l'était dans son pays natal, doit inévitablement tomber malade. Ainsi tous les aliments salubres, pourvu qu'ils ne soient pas pris en trop grande quantité, peuvent être donnés aux vieillards; ceux qui leur conviennent le mieux sont ceux que leur estomac est habitué à digérer. Il importe aussi beaucoup au maintien de la santé du vieillard qu'il prenne ses repas à des heures réglées, de façon à ne jamais faire empiéter le travail d'une digestion sur une autre; il faut aussi que le vieillard prenne son dernier repas du soir d'assez bonne heure, pour qu'au moment où il se couche sa digestion soit complétement achevée.

Le vin vieux est bien réellement, comme on le dit proverbialement, le lait des vieillards, pourvu qu'ils s'astreignent à n'en pas prendre trop à la fois. Le cidre et la bière, dans les pays où ces boissons fermentées remplacent le vin, sont également salutaires aux vieillards, toujours à la condition de n'en jamais prendre avec excès. L'eau-de-vie et les liqueurs fortes doivent au contraire leur être interdites d'une manière absolue. Le chocolat, pourvu qu'il soit de très bonne qualité, ne peut leur nuire; le thé et le café leur sont contraires en ce qu'ils les prédisposent à contracter la goutte; on ne doit en permettre l'usage qu'aux vieillards exempts de cette infirmité, et qui ont une telle habitude du thé et du café qu'il leur serait trop pénible de s'en passer; il faut, dans ce cas, que ceux qui en prennent soin ne laissent pas ce genre de concession dégénérer en abus.

Quand un vieillard éprouve les premières atteintes de la goutte, avant que cette maladie ait fait trop de progrès, on peut, en dehors du traitement prescrit par le médecin, alléger très sensiblement les douleurs de la goutte, et même les faire complétement disparaître, par un moyen préventif d'un emploi également agréable et facile; ce moyen consiste à manger deux ou trois fois par jour une assiette de fraises tant que dure la saison de ce fruit, ou des confitures de fraises, quand cette saison est passée. Linné, le père de la botanique, a constaté le premier cette propriété de la fraise : il s'est lui-même guéri de la goutte en mangeant des fraises à discrétion; grâce à l'autorité de ses conseils et de son exemple, la Suède, patrie de Linné, est le pays du monde où l'on mange le plus de fraises et où il y a le moins de vieillards atteints de la goutte.

Certains aliments, malsains pour tout le monde et à tous les âges, sont particulièrement nuisibles aux vieillards; tels sont en particulier la viande et le poisson qui ont subi un commencement de décomposition. Il n'est pas de ménagère qui, dans la crainte de perdre, ayant commis la faute d'acheter de la viande avancée ou du poisson qui n'est plus de la première fraîcheur, ne sache, par divers assaisonnements, dissimuler plus ou moins la saveur repoussante de ces aliments insalubres et en préparer des mets à peu près mangeables, que les convives font semblant de trouver tels, pour ne pas la mortifier. Ce qui peut n'avoir pour les autres âges que de légers inconvénients et ne donner lieu qu'à une indigestion passagère sans gravité peut faire développer chez le vieillard des maladies dangereuses.

Ordinairement, il conserve assez de délicatesse dans l'organe du goût pour repousser la viande avancée et le poisson gâté, sous quelque forme qu'on les lui présente. Il n'en est pas de même du gibier, beaucoup de vieillards ne le trouvent bon que quand il est ce que les gastronomes nomment *faisanaé,* c'est-à-dire à demi corrompu. Le gibier en cet état peut rendre les vieillards très sérieusement malades; s'ils en font fréquemment usage pendant la saison de la chasse, la suite d'un tel abus de régime peut leur donner des gastrites qui abrégent leur existence et rendent très pénibles leurs dernières années.

MOYENS DE PROLONGER LA VIE DES VIEILLARDS. — On rencontre de temps en temps, dans le monde, des vieillards exempts d'infirmités et de mauvaise humeur, sachant se rendre agréables aux autres par une amabilité enjouée, et ne pas trop en vouloir à la jeunesse de ce qu'elle est jeune. Ce qui est l'exception pourrait, et par conséquent devrait être la règle; tout le monde y gagnerait, les vieillards surtout, qui supporteraient moitié plus facilement le poids d'un long âge. Le premier point à leur recommander, c'est donc de ne pas se chagriner inutilement en regrettant des avantages que rien ne peut leur rendre; ces regrets, et l'humeur morose qui en est la suite, empoisonnent les derniers jours des vieillards et les abrégent.

Lorsqu'on étudie sérieusement et en dehors de tout préjugé le mécanisme de l'organisation humaine et les causes qui la détériorent avec l'âge, on est tout étonné de voir combien est faible le nombre de ceux qui meurent de leur belle mort, c'est-à-dire au terme réellement fixé par la nature. Buffon avait entrevu la base du calcul de la longévité possible, d'après la durée de la période d'accroissement; les observations et les expériences de M. Flourens ont démontré de nos jours que, sans le chapitre des accidents, sans les causes de destruction qui résultent de nos vices, de nos faiblesses, de notre intempérance, et qu'il ne tiendrait qu'à nous d'éviter, la durée normale de la vie humaine serait de cent à cent vingt ans. « La durée de la vie humaine, dit M. Flourens, ne dépend ni du climat, ni de la nourriture, ni de la race; elle ne dépend de rien d'extérieur; elle ne dépend que de la constitution intime, et, si je puis parler ainsi, de la vertu intrinsèque de nos organes. »

Pour profiter complétement de ce qu'on peut nommer la bonne volonté de la nature à notre égard, l'élément principal, outre la sobriété et l'activité de l'intelligence, c'est la volonté.

« L'homme, dit encore M. Flourens, veut d'abord la santé ; il veut ensuite une longue vie ; il veut ces deux biens, et, puisqu'il les veut, il faut lui redire sans cesse que c'est de lui qu'ils dépendent. » C'est dans le même sens que Buffon avait coutume de dire : « La vieillesse, c'est un préjugé. »

Les bains tièdes, qui ne doivent pas durer plus de dix à quinze minutes ; le soin de changer fréquemment de linge et d'éviter tout genre d'occupation incompatible avec une rigoureuse propreté, sont la base des prescriptions hygiéniques à observer par le vieillard désireux de ne pas partir avant son tour. Au sortir du bain il frictionnera, avant de reprendre ses vêtements, le dos et les parties externes de la surface des bras, des cuisses et des jambes, soit avec une brosse douce, soit avec un morceau de flanelle légèrement arrosée d'eau-de-vie de lavande ou d'eau de Cologne. Ces frictions, qui facilitent la transpiration en maintenant la souplesse de la peau, sont de la plus grande utilité pour la conservation de la santé chez les vieillards des deux sexes.

Nous croyons devoir insister de nouveau sur la nécessité pour le vieillard qui veut vivre aussi longtemps que sa constitution le comporte, de ne pas s'atrophier dans l'inaction du corps et de l'intelligence. Ce conseil ne concerne pas seulement les vieillards des classes éclairées, qui savent apprécier les charmes du travail purement intellectuel et s'y livrer en dépit de l'âge ; il s'adresse également aux vieux artisans, aux vieux cultivateurs qui, s'ils savent, par l'usage d'une volonté énergique, se conserver gais, alertes, actifs, prolongent leur existence et peuvent, jusqu'au dernier moment, faire profiter de leur expérience la génération qui les suit et goûter la plus douce des satisfactions de la vie, celle de faire du bien.

Des maux qui ne sont pas des maladies. — On ne peut donner le nom ni d'infirmités ni de maladies à divers genres de maux tout à fait secondaires, qui n'en sont pas moins incommodes, et qu'il est parfaitement inutile de supporter quand on peut les prévenir.

CORS AUX PIEDS. — Ceux qui souffrent des cors aux pieds en sont presque toujours redevables à leurs chaussures, ou trop larges, ou trop étroites. Quand la chaussure trop large est faite d'un cuir dur et sans souplesse, le frottement qu'elle exerce sur la peau des doigts de pied y fait naître des cors ; il y a cependant, sous ce rapport, moins d'inconvénient à porter des chaussures un peu trop larges qu'à en porter de trop étroites, qui font naître des cors, rien que par la compression qu'elles exercent sur les doigts des pieds. On doit donc choisir ses chaussures avec le plus grand soin, non sous le rapport de l'élégance, qui est une affaire de fantaisie subordonnée à la mode du jour, mais sous celui de la justesse, afin qu'elles s'adaptent le plus exactement possible au pied qui, pour être préservé des cors, ne doit ni flotter dans la chaussure ni ressentir la moindre gêne.

Il faut, lorsqu'on souffre des cors aux pieds, si l'on ne peut confier périodiquement le soin de les extirper à un pédicure de profession, procéder soi-même à leur extirpation avec beaucoup de ménagement; en cherchant à extirper un cor placé sur un doigt de pied, tout près d'une articulation, rien n'est plus facile que de s'estropier. Si l'on coupe avec un canif les cors, préalablement ramollis par un bain de pieds, et que, par maladresse, on se fasse une blessure suivie d'hémorrhagie, cette blessure, légère en apparence, peut toujours devenir grave ; dans tous les cas, elle est lente à guérir, par cela seul que le pied, supportant tout le poids du corps pendant la marche, est, plus rarement que les autres parties du corps, dans un état de repos absolu.

Quant aux nombreux remèdes vantés pour la guérison des cors aux pieds, ils ne sont véritablement utiles qu'à ceux qui les vendent fort cher ; quand ils n'augmentent pas le mal qu'ils sont incapables de guérir, on doit leur en savoir beaucoup de gré. L'un des meilleurs remèdes familiers qu'on puisse opposer aux cors aux pieds est composé de feuilles de muguet des bois, coupées en morceaux et trempées dans du vinaigre. Cette préparation peut être employée en toute saison, parce qu'elle se conserve très bien d'une année à l'autre ; on retire les feuilles du vinaigre ; on les presse légèrement, et on les applique le soir, en se couchant, sur les doigts des pieds qui souffrent des cors ; on les maintient en place pendant la nuit, au moyen d'une bande de linge ; les feuilles de muguet vinaigrées doivent être renouvelées tous les soirs pendant une semaine. Si ce remède manque son effet, il ne peut faire aucun mal.

Verrues. — Les verrues sont en quelque sorte des cors aux mains ; elles ne causent aucune douleur, et sont plus désagréables à la vue que réellement incommodes. Ceux qui habitent la campagne expriment sur les verrues le suc de l'éclaire ou grande chélidoine. Ce suc est jaune et très âcre ; il faut le laisser sécher sur la verrue pour qu'il en détermine la chute, ce qui ne réussit pas toujours. On se débarrasse plus sûrement des verrues en les touchant avec un très petit tube de verre trempé dans l'acide sulfurique ou dans l'acide nitrique (eau forte). Mais c'est un moyen plus ou moins dangereux ; pour peu que l'acide déborde sur les parties de la peau qui environnent la verrue, il y détermine une plaie douloureuse et difficile à guérir. Si l'on tient absolument à se délivrer des verrues, il faut les couper avec les mêmes précautions recommandées pour les cors aux pieds, et, après en avoir retranché le plus possible, prier un chirurgien de les toucher avec un bâton de nitrate d'argent (pierre infernale). Ce moyen est d'un effet certain, mais il ne garantit pas contre la formation de nouvelles verrues à côté de la place où les anciennes viennent de disparaître.

Gerçures ou Crevasses. — On ne doit pas négliger de soigner dès leur début les gerçures ou crevasses qui surviennent soit aux mains, soit au sein des nourrices; ce mal très douloureux, quoiqu'il ne soit pas dangereux, disparaît facilement lorsque, dès que la peau commence à se fendre, on a soin de la graisser soir et matin avec la pommade de concombres. Quand on a laissé les crevasses augmenter sans s'occuper d'en arrêter les progrès, cette pommade ne suffit plus. Il faut alors employer contre les crevasses au sein des cataplasmes de mie de pain et de lait doux, appliqués entre deux linges. Ce qui rend ces crevasses très douloureuses, c'est surtout la nécessité de continuer l'allaitement. C'est le cas de recourir à l'emploi d'un bout de sein artificiel que l'enfant s'habitue aisément à prendre, et dont il faut continuer à se servir jusqu'à ce que les gerçures soient tout à fait cicatrisées par l'emploi du cérat, appliqué après que les cataplasmes ont produit leur effet en faisant cesser l'inflammation.

Engelures. — Les engelures peuvent se montrer à tout âge aux pieds et aux mains; les enfants et les adolescents y sont plus sujets que les personnes adultes : il y a pour cela une raison qu'il importe de signaler. Les engelures n'ont jamais qu'une cause, le froid aux pieds et aux mains; donc on peut s'en préserver d'une manière absolue en portant toutes les fois qu'on sort, en hiver, de bons gants et de bonnes chaussures. Mais, la plupart du temps, c'est à la maison que les enfants et les adolescents contractent des engelures, uniquement parce que, quand ils ont froid aux pieds et aux mains, les grandes personnes, qui se réservent l'usage exclusif du foyer, veulent leur persuader qu'en se chauffant on se donne des engelures, et que, si on leur défend de se chauffer, c'est pour leur bien ; il est vrai qu'il ne tient qu'à eux de ne pas le croire. Dans un ménage où cette coutume n'existe pas, et où chacun, petit ou grand, peut en hiver être préservé du froid aux pieds et aux mains par un bon feu, personne n'a d'engelures, et il n'y a pas lieu de s'occuper de les guérir.

Tant que les engelures ne se manifestent que par un peu d'enflure rouge et douloureuse, on les fait disparaître en quelques jours en plongeant les parties enflées dans une décoction chaude d'écorce d'orme pyramidal ; quand elles sont écorchées, les engelures doivent d'abord être lavées avec une légère décoction de racine de guimauve, puis, après les avoir soigneusement essuyées, on applique sur la plaie un morceau de papier brouillard enduit de cérat saturné. Ces moyens cicatrisent bientôt les engelures, mais elles reviennent si les enfants et les adolescents qui en sont atteints sont de nouveau exposés au froid, et qu'on leur défende de se chauffer.

COURBATURE. — Quand le sentiment de lassitude douloureuse que tout le monde connaît sous le nom de courbature provient d'un excès de fatigue, le repos seul, pendant un jour ou deux, suffit pour y mettre un terme. On accélère dans ce cas la fin d'une courbature en prenant matin et soir une ou deux tasses de thé léger, ou d'une infusion chaude de menthe poivrée, de sauge ou de mélisse, et en mangeant un peu moins qu'à son ordinaire. Mais l'excès de fatigue n'est pas la seule cause qui puisse donner lieu à une courbature ; elle peut également être occasionnée par une frayeur subite ou par un violent accès de colère. Un bain tiède de vingt-cinq à trente minutes est le meilleur remède à opposer à ce genre de courbature. Au sortir du bain, on doit se mettre au lit pour une heure ou deux, et provoquer la transpiration par quelques tasses de l'une des infusions aromatiques ci-dessus indiquées.

Si la courbature ne provient pas d'une de ces deux causes, et qu'elle persiste après l'emploi des moyens familiers du ressort de la médecine domestique, il y a lieu de la regarder comme l'avant-coureur d'une maladie plus ou moins grave, qui ne peut être traitée que par le médecin.

Panaris. — L'art médical ne classe pas parmi les maladies sérieuses le panaris, aussi nommé mal tournant, ou mal d'aventure, parce qu'il se manifeste le plus souvent sans cause connue. C'est pourtant un mal très-douloureux et même dangereux jusqu'à un certaint point, puisqu'il peut entraîner la perte d'une partie d'un doigt, et laisser ainsi le malade estropié pour toute sa vie. Il y a des exemples de musiciens de première force sur le violon qui ont dû renoncer à leur art et ont été longtemps malades de chagrin pour avoir perdu l'extrémité d'un doigt, par suite d'un panaris. Il y a donc lieu de recourir sans retard aux moyens que fournit la médecine domestique dès qu'on se sent menacé d'un panaris. Lorsqu'on éprouve dans un doigt les élancements avant-coureurs de cette affection locale, il faut enfumer ce doigt au plus vite ; voici comment on y procède. On tord une feuille de papier gris dans le sens de sa longueur, et on l'allume par un bout ; on expose le doigt malade à la fumée qui s'échappe par l'autre bout. L'opération répétée le matin, à midi et le soir, produit ordinairement l'effet désiré ; elle arrête en vingt-quatre ou trente-six heures les progrès du panaris. Cet effet est plus prompt et plus certain lorsqu'on peut se procurer un peu de glace pilée, dans laquelle on plonge le doigt menacé d'un panaris, aussitôt après l'avoir exposé à la fumée aussi chaude qu'il est possible de l'endurer. Si le panaris arrêté par ce procédé dans son développement se reproduit immédiatement sur un autre doigt, ce qui arrive quelquefois, cette succession de panaris est le signe d'une affection générale dartreuse ou scrofuleuse que le médecin seul est apte à reconnaître et à traiter. Quand un traitement rationnel a mis fin à la maladie dont ils sont un symptôme, les panaris cessent de se renouveler.

MOYENS DE COMBATTRE LA MAIGREUR. — Il y a des gens très maigres par tempérament, bien qu'ils soient dans leur état de santé normale ; les hommes en prennent leur parti et ne s'en préoccupent en aucune façon. Il n'en est pas toujours de même de beaucoup de femmes qui, à divers âges, éprouvent un chagrin profond d'être maigres, et donneraient beaucoup pour pouvoir acquérir un peu d'emponpoint.

Le plus sûr moyen d'engraisser n'est pas toujours, comme on le croit généralement, de manger avec excès. On n'engraisse pas en surchargeant l'estomac de plus d'aliments qu'il n'en peut digérer; on se donne des indigestions, et, sous le rapport de l'embonpoint, il n'y a rien à y gagner. Il faut, avant tout, se rendre compte exactement des causes de la maigreur. Quand une femme, d'ailleurs bien portante, reste très maigre après son retour d'âge, et que sa maigreur tient à la nature de son tempérament, il y a peu de remède à sa maigreur; elle en doit prendre son parti et se tenir en garde contre les compositions vendues fort cher comme de nature à faire naître l'embonpoint. De telles préparations, sans jamais réaliser les espérances de ceux qui les achètent, peuvent porter une grave atteinte à l'appareil digestif et donner lieu à des affections chroniques de l'estomac.

Le repos, le séjour prolongé au lit, l'usage habituel

de la bière comme boisson, à la place du vin, les aliments faciles à digérer, pris en quantité proportionnée à l'appétit, avec peu de sel et de poivre, le riz et les pommes de terre associés à la viande; peu de pain; jamais de thé ni de café; tel est le régime qui peut faire cesser la maigreur, quand elle ne tient pas à la constitution individuelle. La femme qui se soumet à ce régime dans le but d'engraisser doit être prévenue qu'en cas de succès il peut lui arriver de contracter une obésité très incommode et plus désagréable que la maigreur, de sorte qu'en fin de compte le remède finit par devenir pire que le mal.

MOYENS DE DIMINUER L'EMBONPOINT. — L'embonpoint, dès qu'il dépasse certaines limites, devient de l'obésité. L'excès d'obésité, toute coquetterie à part, impose assurément une gêne pénible et prédispose à diverses maladies, spécialement à l'apoplexie, par conséquent à la mort subite. Pour toutes ces raisons, il n'y a pas d'homme de bon sens parvenu à l'âge mur, qui n'aime mieux être un peu trop maigre que trop gras. Pour les femmes, l'obésité, soit avant soit après leur retour d'âge, est encore plus déplorable. Rien de plus dangereux pour les personnes très grasses des deux sexes que de se confier à quelqu'un de ces gens qui, moyennant un salaire élevé, se chargent, comme ils disent, de vous dégraisser. A Paris et dans les grandes villes, où ce genre de charlatans n'est pas toléré, ils font peu de mal; ils en font encore beaucoup, au contraire, dans plusieurs de nos départements où l'excès d'obésité est fort commun. Quand ils parviennent à vous faire maigrir, ce n'est jamais qu'après vous avoir fait dépenser beaucoup d'argent, et avoir ruiné, sans ressource, le meilleur tempérament. Ce n'est pas à dire qu'on ne puisse absolument rien faire pour diminuer l'excès d'obésité; manger un peu moins que d'habitude, plus de pain et de viandes brunes que de légumes et de viandes blanches; supprimer de son régime alimentaire le riz, les farines et les pommes de terre; prendre autant d'exercice que le comportent les forces individuelles, sans toutefois s'imposer de trop grandes fatigues; adopter un genre de vie actif plutôt que sédentaire, et si la position de la fortune le permet, se soumettre à un traitement hydrothérapique, sous la direction d'un médecin prudent et éclairé : tels sont les moyens que les personnes des deux sexes incommodées d'un excès d'embonpoint peuvent mettre en usage pour maigrir, sans risquer de rester valétudinaires sans remède, pour le reste de leurs jours.

Du régime qui convient au tempérament nerveux. — La surexcitation habituelle du système nerveux, qui constitue à proprement parler le tempérament nerveux, est beaucoup plus fréquente chez la femme que chez l'homme. La femme, particulièrement la femme mariée et mère de famille, est d'autant plus obligée de se soumettre à un régime hygiénique de nature à combattre les inconvénients du tempérament nerveux que ces inconvénients sont transmissibles par hérédité, de sorte que la femme qui laisse dominer en elle ce tempérament est assurée, si elle devient mère, de le transmettre à ses enfants.

Bien loin d'être un symptôme de vigueur, comme on le croit généralement, le tempérament nerveux cache une faiblesse réelle sous une vigueur apparente et factice; il a par conséquent besoin d'un régime alimentaire fortifiant, mais non pas excitant. Les viandes brunes, bœuf et mouton, rôties ou grillées plutôt que bouillies, et le moins assaisonnées possible de sel et de poivre, avec peu de viandes blanches, de légumes et de salade, sont particulièrement indiquées. Le vin vieux de Bordeaux ou les bières fortes, à dose modérée, toujours avec les aliments, jamais entre les repas, doivent accompagner ce régime; il faut ensuite prendre des bains fréquents en toute saison, une fois au moins par semaine, été comme hiver, beaucoup d'exercice, et de l'air pur par-dessus toute chose. C'est pourquoi, pour les personnes à la fois d'une constitution délicate et d'un tempérament nerveux, le séjour à la campagne est indispensable. Là, quelque temps qu'il fasse, elles sortiront tous les jours, et, quand le temps sera supportable, si leurs forces ne leur permettent pas de marcher beaucoup, elles se tiendront dehors, assises dans le jardin, la plus grande partie de la journée; de cette manière, les occupations sédentaires qui sont essentiellement contraires au tempérament nerveux auront le moins d'inconvénients possible. A la ville, les personnes très nerveuses doivent se loger dans une rue large, à un étage élevé, et, si le défaut de forces ou les nécessités de leur position ne leur permettent pas de sortir souvent, elles se tiendront plus souvent et le plus longtemps possible, près d'une fenêtre ouverte.

Remèdes contre la migraine. — L'une des indispositions les plus fréquentes et les plus incommodes, parmi celles qui sont les compagnes inévitables du tempérament nerveux, c'est la migraine. Il ne faut pas, comme on le fait communément, confondre la migraine avec le mal de tête. Les tempéraments sanguins sont fort sujets au mal de tête, auquel, indépendamment des soins du médecin, quand la gravité du mal paraît l'exiger, on oppose avec succès les bains de pied pris très chauds, avec une forte poignée de sel. Il n'y a que les tempéraments nerveux qui soient sujets à la migraine, distincte surtout des maux de tête par son invasion subite, commençant toujours au-dessus de l'un des sourcils, et par son départ, aussi subit que l'a été son arrivée. On insiste sur ce détail, parce que la migraine ne peut être guérie chez les gens nerveux par aucun des moyens employés pour guérir des maux de tête les personnes sanguines. La vraie migraine nerveuse, qui peut être causée par un peu trop de contention d'esprit, ou même tout simplement par une légère contrariété, ne se fait jamais sentir que sur un côté de la tête ; on la soulage immédiatement en appliquant des compresses d'eau fraîche fortement vinaigrée, sur le côté douloureux de la tête. La migraine de ce caractère, produite par cette cause, cesse à la minute lorsqu'il est possible de procurer au malade une distraction inattendue, ou bien quand il a pu dormir une heure ou deux.

La migraine qui survient à la suite d'un repas, trouble les fonctions digestives, et se complique d'indigestion. On la combat par une ou deux tasses de café à l'eau ou d'infusion de menthe poivrée. Quand ce moyen ne réussit pas, on ne peut que hâter l'expulsion des aliments non digérés, en prenant quelques tasses d'infusion de camomille romaine.

Si la migraine se reproduit à de courts intervalles, avec une sorte de périodicité, elle cesse d'être du domaine de la médecine domestique : aucun régime hygiénique ne saurait la faire cesser; elle dépend dans ce cas d'une affection chronique de l'estomac, qui ne peut être combattue que par les soins du médecin. Rien de plus dangereux, en pareil cas, que de chercher à se traiter soi-même, par le quinquina et le sulfate de quinine, médicaments qui font, à la vérité, cesser temporairement la migraine périodique, mais qui, pris hors de propos, peuvent donner lieu à des affections graves de l'appareil digestif. Tout ce qu'on peut faire pour combattre cette affection pénible, c'est de se mettre à la diète, en ne mangeant que la moitié de sa ration habituelle, et de boire par demi-verres à la fois environ un litre d'eau fraîche par jour, dans les intervalles des repas. Ce mode de traitement a le double avantage de ne rien coûter, et d'être parfaitement inoffensif quand il ne réussit pas.

Nous ne pouvons nous dispenser de dire ici quelques mots de la plus triste des infirmités humaines, *l'aliénation mentale :* elle tient à l'hygiène de beaucoup plus près qu'on ne le croit généralement. Si l'on consulte la statistique médicale sur les causes qui produisent le plus fréquemment la folie, elle répond que, de toutes ces causes, la plus commune, c'est l'ivrognerie; les peines morales, les espérances déçues, les affections brisées, ne viennent qu'en seconde ligne; le plus grand nombre des fous le devient par l'abus des boissons alcooliques; un degré ordinaire de tempérance, tel que l'indiquent l'hygiène et le simple bon sens, suffirait pour réduire des trois quarts environ le nombre des aliénés; la majorité des fous le devient par sa faute. Le malade, quand il l'est par sa propre faute, n'en doit pas moins être soigné. De nos jours, le nombre des aliénés a sensiblement augmenté parmi ceux qui se sont livrés inconsidérément à la manie des tables tournantes et des évocations, sans avoir la tête assez forte pour supporter les émotions et les impressions de terreur, qui peuvent être la conséquence de cet amusement inutile et dangereux. Certes quiconque se connaît un tempérament nerveux et impressionnable à l'excès est bien coupable envers les autres et envers lui-même, lorsqu'il recherche des émotions de nature à lui faire perdre la raison; mais, une fois qu'il est aliéné, il faut le plaindre et lui prodiguer tous les soins qui peuvent adoucir sa triste position.

Vaut-il mieux soigner les fous au sein de leur famille que de les placer dans une maison de santé? Quand les fous ne sont pas dangereux, et que la situation de la famille permet de s'en occuper constamment, les soins donnés au sein de la famille, sous la direction du médecin, sont ceux qui amènent le plus souvent la guérison.

On peut toujours considérer l'aliénation mentale comme guérissable quand elle est survenue à la suite d'une fièvre cérébrale, ou d'une autre maladie aiguë, qui a mis les jours du malade en danger, surtout quand celui-ci est jeune ou dans la force de l'âge.

Les aliénés non dangereux ont beaucoup plus de chance de guérison à la campagne qu'à la ville ; le calme des champs et les occupations de l'agriculture et du jardinage, qui leur plaisent généralement et font diversion au cours désordonné de leurs idées habituelles, ont une grande et salutaire influence sur la conservation de leur santé et le retour de leurs facultés intellectuelles.

Soins a donner aux ongles. — La mode, qui étend sur tout son empire, a bien des fois varié quant à la manière de couper les ongles des doigts des mains. Après les avoir portés très longs, sous le règne de Louis XIV, très courts sous Louis XV, puis longs et courts, depuis ce temps, à plusieurs reprises, on s'en est tenu à les couper courts, en attendant un nouveau revirement de la mode. Toutes ces variations ne sauraient, comme quelques personnes peu éclairées le croient encore, exercer une influence sur la santé ; on ne peut contracter aucune maladie pour avoir coupé ses ongles un peu plus longs ou un peu plus courts. Il n'en est pas de même des ongles des doigts de pieds. Si l'on néglige de les couper assez souvent, pour qu'ils ne s'allongent pas outre mesure, ils tendent invinciblement à se recourber en dedans et à rentrer dans les chairs, sans que dans son état actuel la physiologie puisse rendre compte des causes de cette tendance. En réalité, les ongles des doigts des mains ont la même disposition à se recourber, qui se manifeste chez ceux des doigts de pieds ; mais, cette disposition est toujours arrêtée à temps aux ongles des mains, parce qu'ils sont constamment à découvert, de sorte que l'on ne peut oublier de les rogner. On ne fait, au contraire, aucune attention à la courbure des ongles des pieds, parce qu'elle n'est pas douloureuse, jusqu'à ce qu'en rentrant dans les chairs, les ongles, principalement ceux des orteils, causent des douleurs tellement vives, que la marche devient impossible, et qu'il faut avoir recours au chirurgien. Celui-ci est quelquefois forcé d'extirper complétement l'ongle, qui, dès qu'il commence à repousser, ayant pris sa direction du dehors en dedans, continue à y obéir. Il faut alors déraciner l'ongle et cautériser la racine avec la pierre infernale, afin que l'ongle ne puisse plus repousser. Tout cela fait beaucoup souffrir très inutilement; car jamais les ongles des orteils ne prennent cette direction déplorable, quand on a soin de les attendrir par des bains de pieds assez fréquents et de les couper aussi fréquemment que les ongles des doigts des mains.

SOINS A DONNER AUX CHEVEUX. — Il ne faut pas considérer les cheveux seulement comme une parure naturelle, toujours bonne à conserver: même sous ce point de vue leur bon entretien est fort utile à la santé; les maux de tête, d'oreilles et de dents, sont très souvent causés par la perte des cheveux. On peut parfaitement entretenir la chevelure rien que par les soins ordinaires de propreté dont personne ne peut se dispenser, sans recourir aux pommades parfumées, aux divers cosmétiques à odeur pénétrante, et aux huiles antiques ou de Macassar. Ces corps gras sont surtout nuisibles à ceux dont, par tempérament, la transpiration est naturellement grasse, de sorte que leurs cheveux ne deviennent jamais secs et cassants par défaut de souplesse. Les autres peuvent donner à leur chevelure la souplesse qui lui manque en se servant, mais avec beaucoup de modération, d'une pommade dont le parfum ne soit pas trop fort. On insiste sur ce point que, quand les cheveux peuvent s'en passer, toute huile ou pommade quelconque est plus nuisible qu'utile. Lorsqu'il en faut, la plus hygiénique pour la conservation de la chevelure est la pommade à la moëlle de bœuf, que chacun peut préparer pour son propre usage, selon la recette suivante :

On fait fondre au bain-marie cent vingt-cinq grammes de moëlle de bœuf qu'on passe au travers d'un linge fin tandis qu'elle est encore chaude. Quand elle commence à se figer, on y ajoute, en agitant vivement le mélange, soixante grammes d'huile de noisettes; cette huile doit être préférée à toute autre, même à l'huile d'amandes douces, parce que l'huile de noisette est celle de toutes qui rancit le plus difficilement. On donne ensuite une légère odeur à la pommade de moëlle de bœuf au moyen de quelques gouttes d'essence de citron ou de bergamotte : ce sont les deux odeurs les moins nuisibles au système nerveux; d'ailleurs, si l'on a mis un peu trop de l'une ou de l'autre de ces deux essences, elle se dissipe d'elle-même assez promptement, ce qui leur ôte toute propriété malfaisante. Quand les cheveux commencent à blanchir, fût-ce à un âge assez peu avancé, il faut savoir en prendre son parti; les poudres et les teintures, pour donner à la chevelure l'apparence de la jeunesse, ne sont propres qu'à faire tomber prématurément les cheveux. Cela tient surtout à la nécessité de renouveler continuellement l'usage de ces remèdes. En effet, la teinture ne peut agir que sur les cheveux tels qu'ils sont au moment où l'on s'en sert; leur extrémité inférieure repousse tout naturellement grise, blanche ou rousse, en dépit de la poudre ou de la teinture; il faut donc recommencer sans cesse l'emploi du cosmétique, lequel ne peut manquer de vous rendre chauve en très peu de temps. Les mêmes inconvénients résultent, quoiqu'à un moindre degré, pour ceux qui commencent à grisonner, de l'usage de se faire épiler, c'est-à-dire enlever les cheveux gris, usage contraire au bon sens, qui dégarnit la chevelure, pour retarder de bien peu son changement de couleur.

La calvitie ne peut être empêchée ni retardée par aucun moyen, quand elle a pour cause le dépérissement qui accompagne la vieillesse; on ne peut, dans ce cas, que dépenser, sans résultat, beaucoup d'argent en pommade du Lion ou autre. Il n'y a d'espoir de voir les cheveux repousser que quand leur chute a été déterminée longtemps avant la vieillesse par une maladie grave; mais il faut se donner de garde de recourir dans ce but aux cosmétiques à la mode; il suffit de quelques gouttes de rhum ajoutées, au moment de s'en servir, à la pommade de moëlle de bœuf préparée comme on vient de l'indiquer.

L'une des imprudences qui contribuent le plus à hâter la chute des cheveux dans un âge peu avancé, c'est celle de se laver fréquemment la tête. L'humidité en contact avec la peau de la tête est très malsaine en général; elle occasionne des douleurs de dents et des rhumes de cerveau très prolongés; de plus, elle fait tomber les cheveux. L'ancien précepte de l'école de Salerne qui dit qu'il faut laver les mains souvent, les pieds rarement, la tête jamais, est donc parfaitement fondé en raison; la rigoureuse observation de ce précepte importe beaucoup plus à la santé des femmes qu'à celle des hommes, par cela seul que leur chevelure retient bien plus longtemps l'humidité en raison de son abondance.

Conseils aux gardes-malades.—Il n'est pas donné à tous ceux qui sont sérieusement malades d'avoir les soins d'une bonne garde-malade, même quand ils ont les moyens de payer ces soins convenablement. Beaucoup de gardes-malades savent mal leur métier, et le font avec négligence. Il peut, pour cette raison, arriver à tout le monde d'avoir à remplir temporairement les fonctions de garde-malade, et, faute d'expérience, de s'en acquitter tout de travers; les indications qui suivent ont pour but d'éclairer ceux qui peuvent se trouver dans cette situation.

Un lit bien fait est la première chose dont a essentiellement besoin le malade forcé de se tenir couché; voici les principales conditions que doit réunir le lit d'un malade, quand il a été fait avec les soins nécessaires. D'abord, il ne doit être ni trop dur, ni excessivement mou ; un lit trop dur devient bientôt intolérable pour celui qui doit y rester longtemps ; un lit trop mou l'échauffe trop, et peut provoquer hors de propos un excès de transpiration. La surface intérieure, sur laquelle repose le malade, doit être rendue, lorsqu'on fait le lit, aussi égale que possible, afin que rien ne gêne les mouvements du malade lorsqu'il veut se retourner dans son lit, et qu'il s'y trouve le mieux possible pour sommeiller, chaque fois qu'il en sent le besoin.

Si, dans le cours d'une longue maladie, les forces du malade sont tellement réduites qu'il ne soit pas possible de le faire lever et de l'asseoir dans un fauteuil, pendant le peu de temps nécessaire pour refaire son lit, il est indispensable d'en avoir deux de même hauteur, qu'on place tout près l'un de l'autre afin que le malade puisse, quand son lit doit être refait, passer sans fatigue de l'un dans l'autre.

Les lits destinés aux malades sont ordinairement pourvus de rideaux ; c'est un mal plutôt qu'un bien, dans une foule de maladies où l'aération est de première nécessité ; on peut, dans ce cas, supprimer les rideaux, et même tirer le lit au milieu de la chambre, sauf à tenir fermés les volets ou les rideaux des fenêtres, si la lumière trop vive gêne le malade. Cette disposition est particulièrement utile dans le cas où le malade est atteint d'une de ces affections qui lui rendent difficile ou même impossible de faire seul les mouvements nécessaires pour se retourner dans son lit ; si le lit est au milieu de la chambre, deux personnes peuvent facilement en se plaçant de chaque côté, retourner le malade, en lui imposant le moins possible de souffrance et de fatigue.

Manière de faire les tisanes. — Le malade qui a presque toujours soif, et qui ne peut apaiser sa soif qu'avec une tisane quelconque, a le plus grand intérêt à ce que la tisane soit bien faite. Les tisanes par infusion se font comme le thé, en versant de l'eau bouillante sur les substances prescrites par le médecin ; les tisanes de fleurs et de substances aromatiques se font en général par infusion. Les tisanes par macération sont faites par le même procédé, avec cette seule différence qu'au lieu de quelques minutes qui suffisent pour l'infusion, l'eau bouillante est versée sur les fleurs ou les plantes qui doivent y tremper pendant plusieurs heures avant que la tisane soit tirée au clair. Les tisanes par décoction se font par une longue ébullition dans l'eau ; ce sont ordinairement des racines qu'on emploie pour ce genre de tisanes. Il faut que celui qui manque d'expérience, et qui fait accidentellement les fonctions de garde-malade, prenne à ce sujet les instructions précises du médecin. La tisane, pour produire tout l'effet qu'on en peut espérer, doit être faite avec beaucoup de soin et offerte au malade à la température prescrite par le médecin, ni trop faible, ni trop forte, convenablement sucrée, enfin dans les meilleures conditions pour que le malade la prenne sans trop de répugnance, à la dose voulue.

S'il y a lieu de craindre une erreur dans le dosage des substances employées à faire la tisane, celui qui est chargé de la composer doit se faire délivrer les fleurs, plantes ou racines par paquets séparés, dont chacun contienne la quantité nécessaire pour une quantité d'eau déterminée.

Lorsqu'on présente au malade une tasse de tisane, il faut toujours préalablement lui faire prendre une position telle qu'il puisse boire aisément, sans s'exposer à avaler de travers, ce qui pourrait lui occasionner des suffocations aussi pénibles que dangereuses.

Sangsues. — Quand le médecin prescrit une application de sangsues et qu'il n'y a auprès du malade personne qui soit au fait de la manière de les poser, c'est une cause d'embarras sans motif; car celui qui n'a jamais posé de sangsues peut, du premier coup, réussir aussi bien que celui qui en a l'habitude, en se conformant aux indications suivantes :

Le meilleur moyen d'exciter l'appétit des sangsues, c'est d'abord de les rouler une à une séparément dans un morceau de linge blanc fin, et de les mettre toutes ensemble, soit dans un verre à boire, soit dans un pot de faïence très propre et bien sec; elles doivent y rester environ pendant une demi-heure. Au bout de ce temps, on met deux sangsues dans un verre à liqueur dont on pose l'orifice à la place où les sangsues doivent piquer, de sorte qu'elles ne peuvent en sortir. Quand elles ont pris, on en applique deux autres, et ainsi de suite. On évite par là de toucher aux sangsues qui souvent refusent de piquer sans qu'on en sache la cause, uniquement parce qu'on les tient dans les doigts dont la chaleur les incommode, de sorte qu'elles s'agitent et ne semblent songer qu'à s'échapper.

En se conformant aux instructions qui précèdent, toute personne inexpérimentée peut espérer de remplir passablement, moyennant un peu de bonne volonté, les délicates fonctions de garde-malade.

Pansements. — Tout homme qui a la prétention de posséder une éducation virile et qui a le désir d'être utile à ses semblables doit savoir panser une plaie.

Le pansement d'une plaie quelconque doit satisfaire à trois conditions principales, que le célèbre docteur Dupuytren résumait en disant à ses élèves : « Il faut panser les plaies doucement, proprement et surtout promptement. »

En effet, la brusquerie et la rudesse peuvent augmenter sensiblement les souffrances d'un malade ou d'un blessé, déjà bien assez malheureux d'avoir une plaie ou une blessure à faire panser. Quant au défaut de propreté, on comprend combien la plus légère omission sous ce rapport peut contribuer à envenimer une plaie. La promptitude n'est pas moins nécessaire; car, moins une plaie reste exposée à l'air pendant le pansement, plus vite elle est cicatrisée. Pour satisfaire aux conditions que nous venons d'énumérer, il est indispensable que tous les objets qui doivent servir au pansement soient préparés d'avance. La personne qui opère doit avoir tout ce qu'il lui faut sous la main, afin qu'elle n'ait plus à s'occuper que d'enlever délicatement l'appareil, de nettoyer très exactement la plaie et de replacer immédiatement le nouvel appareil.

Celui qui manque d'expérience en fait de pansement, s'il est animé de bonne volonté, sera suffisamment instruit après avoir pris une ou deux leçons du chirurgien; il ne devra pas perdre de vue qu'un pansement bien fait diminue la douleur d'une plaie en même temps qu'il en hâte la guérison, et qu'un pansement mal soigné peut amener des conséquences funestes à la suite de l'opération chirurgicale la mieux pratiquée.

www.ingramcontent.com/pod-product-compliance
Ingram Content Group UK Ltd.
Pitfield, Milton Keynes, MK11 3LW, UK
UKHW022135190726
13855UKWH00003B/1158